I0039367

Je hais
le développement
personnel

Groupe Eyrolles
61, bd Saint-Germain
75240 Paris cedex 05

www.editions-eyrolles.com

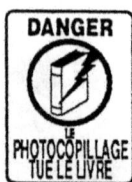

DANGER

LE
PHOTOCOPILLAGE
TUE LE LIVRE

Le Code de la propriété intellectuelle du 1ᵉʳ juillet 1992 interdit en effet expressément la photocopie à usage collectif sans autorisation des ayants droit. Or, cette pratique s'est généralisée notamment dans l'enseignement, provoquant une baisse brutale des achats de livres, au point que la possibilité même pour les auteurs de créer des œuvres nouvelles et de les faire éditer correctement est aujourd'hui menacée. En application de la loi du 11 mars 1957, il est interdit de reproduire intégralement ou partiellement le présent ouvrage, sur quelque support que ce soit, sans autorisation de l'Éditeur ou du Centre Français d'Exploitation du Droit de copie, 20, rue des Grands-Augustins, 75006 Paris.

© Groupe Eyrolles, 2008
ISBN : 978-2-212-54217-2

Robert EBGUY

Je hais
le développement
personnel

EYROLLES

À Bernard, Jean et Mike,
mes éternels complices
du CCA.

« On ne comprend rien
à notre civilisation
si on ne pose pas d'abord
qu'elle est une conspiration contre
toute espèce de vie intérieure. »
Georges Bernanos,
La France contre les robots,
in *Essais et écrits de combat.*

Définition du « développement personnel » trouvée dans *Wiki-pédia* :

« On nomme développement personnel, épanouissement personnel ou croissance personnelle un ensemble de pratiques ayant pour finalité la redécouverte de soi pour mieux vivre, s'épanouir dans les différents domaines de l'existence, réaliser son potentiel, etc. Il n'existe pas une méthode unique de développement personnel, mais une multitude d'approches et de pratiques qui s'attachent à cet objectif. Divers enseignants de développement personnel se réclament de la psychologie, ou encore du bouddhisme zen. Il y a donc une large variété de disciplines qui lui sont liées, dont certaines à vocation individualistes ou encore spirituelles. »

Le secteur du « développement personnel » fait souvent l'objet d'une certaine méfiance de la part des médias et des pouvoirs publics. La méthodologie est parfois jugée nébuleuse et des

© Groupe Eyrolles

groupes sectaires comme la scientologie sont parfois accusés de s'en servir pour recruter de nouveaux adeptes. Certaines promesses et certains idéaux seraient susceptibles d'abuser la vulnérabilité de quelques-uns et de les attirer dans des pratiques non reconnues qui pourraient présenter un danger pour la santé. Le développement personnel ne s'appuie sur aucune base scientifique, ses méthodes s'inspirent des spiritualités et des pseudosciences, et il se distingue des thérapies psychologiques conventionnelles.

© Groupe Eyrolles

Sommaire

© Groupe Eyrolles

Troisième Partie
Les médias coach :
de la télé-réalité au télé-coaching

Quatrième Partie
Pour échapper à l'emprise des artisans
du conformisme : l'égotopie, l'élection de Soi

© Groupe Eyrolles

Introduction

Le succès du coaching

Le coaching est devenu un mot incontournable ; quelle est cette mouche du coche qui agite le landerneau ? Quelles réalités recouvre ce vocable extirpé de son champ sportif, celui d'« entraîneur », vers des domaines aussi variés que l'entreprise, les médias dans leur ensemble, la dépression, les difficultés passagères, les phobies, les conduites d'échec, la spiritualité, la télé-réalité, les *Star Academy*, etc. ? Pourquoi autant de livres lui sont-ils consacrés, occupant une part de plus en plus importante dans les vitrines des librairies, des magasins spécialisés ou des grandes surfaces ?

Ces livres répondent à des besoins spécifiques dans chacun de leurs domaines, certes, mais quel est le phénomène sous-jacent ? Quel est le fait social catalyseur ou fondateur d'un tel engouement ? Quelle est cette tendance protéiforme pour employer le vocabulaire des journalistes de la rubrique société ?

Tous ces ouvrages touchent à un point fondamental, celui de la construction de l'identité.

Le symptôme d'une crise identitaire sans précédent

Ils nous disent tous, chacun à leur manière, que nous vivons une crise identitaire sans précédent. Avons-nous besoin de

© Groupe Eyrolles

tuteurs, de techniques et de recettes, de gourous, de guides, de guide-ânes, pour nous dire qui nous sommes ? Avons-nous besoin de gardiens, de conseillers, d'accompagnateurs, de bergers, de cicérones, de mentors pour « positiver » ?

La réponse est oui, si l'on admet que notre identité devient progressivement une coquille vide voguant à la dérive sur le fleuve du devenir, que le système dans lequel nous vivons nous prive des repères fondamentaux nécessaires à la construction de notre identité, que notre société est devenue une grande entreprise de « désubjectivisation », pour employer le mot de Michel Foucault, propageant une misère existentielle sans précédent, une entreprise accélérant la perte d'individuation au profit d'un formidable conformisme.

Une société de désublimation, de démotivation, qui à force de calculs au sens propre et au sens figuré a fini par évacuer ce qui fait sens : les motifs mêmes de l'existence. Nous vivons dans une période de survie, il faudrait dire de sous-vie, acharnés que nous sommes à répondre aux injonctions, aux sommations hyperconsuméristes d'une société qui désingularise et qui désenchante, qui nous réduit à la quête, par définition insatisfaite, d'une liste de besoins, d'une « *shopping list of needs* », comme ils disent de l'autre côté de l'Atlantique.

Bienvenue chez les Ch'tis

Le fabuleux succès d'un film comme *Bienvenue chez les Ch'tis* de Dany Boon, une comédie populaire qui a détrôné *La Grande Vadrouille* au box-office, s'explique principalement par la crise de la construction de l'identité. On peut décrier le Nord, le caricaturer, débiter les clichés qui lui sont associés, déclarer solennellement qu'il fait partie des cercles de l'Enfer, il n'en reste pas moins que cette région garantit une forte identité à

© Groupe Eyrolles

tous ceux qui s'en réclament. Comme dit l'un de mes amis :
« A-t-on jamais vu un Auvergnat douter de sa condition ? »
Dans un contexte de fragilisation de l'individu, de démultiplication de soi, de doute généralisé sur le sens qu'il faut donner à
son existence, l'identité régionale apparaît comme une consolation à cette disparition de soi programmée dans les grands
centres urbains, un élément favorable à la reconquête de la
dignité. Ce film a été attractif, parce qu'il chante une ode sentimentale à la simplicité, à la fraternité, à la solidarité, toutes ces
choses qui permettent de savoir qui l'on est, dans une société de
défiance, d'individualisme cynique et de survie dans la compétition généralisée.

La construction de l'identité face à une somme
d'exigences contradictoires

Lorsqu'on observe notre société aujourd'hui, la construction
de l'identité devient un sport à part entière et relève simultanément de plusieurs sources et de plusieurs dimensions. Nous
assistons à une véritable crise du désir dans une société dont
les contours deviennent de plus en plus flous et impercepti-
bles. L'être soi, l'expression d'une fidélité à soi-même, devient
de plus en plus difficile à assumer et dépend de plus en plus
d'une somme d'exigences contradictoires.

Dans une approche sociologique classique, la formation d'une
identité autonome reflétant l'individualisation de la société
moderne, l'estime de soi, la réalisation de soi découlent de
plusieurs sphères de reconnaissance : la sécurité des liens affec-
tifs, le domaine juridique et la considération sociale. Or la
famille est recomposée. Le groupe amical, les groupes d'appartenance, les tribus, les clans se multiplient et se virtualisent. La
place de l'individu dans nos sociétés devient de plus en plus

© Groupe Eyrolles

difficile à qualifier selon différentes catégories, juridiques ou non. La considération sociale équivaut aujourd'hui, dans nos sociétés de théâtralisation, à la « visibilité », au pouvoir de l'argent, à la « surface sociale » des individus, au « *mana*[1] » de l'autorité sociale.

Personne, personnage, imago, personnalisme, classe, identité sociodémographique, psychographique, profil psychologique, avatar, communauté d'appartenance, identification à un groupe, à un modèle fictif, virtuel ou réel, autant de catégories qui se mêlent, accordant une plus grande part à la subjectivité pour accéder à l'autonomie.

La peur de la disparition dans un formatage généralisé

« Je hais le développement personnel ! » est un cri du cœur pour rejeter, une bonne fois pour toutes, une mutation hypernormative à l'américaine comme solution aux problèmes des individus. Le coaching fait son beurre sur la misère existentielle, en laissant croire que la vie est une course contre tous les autres et qu'il faut « gagner » – un gain sans réel contenu autre que matériel. Le développement personnel et ses techniques de conditionnement, sous des dehors humanistes, ne sont qu'une tentative de contrôle et de synchronisation des consciences qui font office d'adaptation conformiste. Tant que le coaching et ses méthodes comportementalistes ne seront pas réellement au service des individus et de leur épanouissement, mais à celui des entreprises et de la synchronisation des consciences, ils

---

1. Concept polynésien. 1) Pouvoir acquis lors de rencontres positives entre membres d'une même tribu. 2) Capital d'aura, d'autorité sociale. 3) La substance même des âmes, une force qui se transmet ou qui réside dans certains lieux sacrés.

© Groupe Eyrolles

favoriseront une culture de la compétition sans pitié et des techniques de « management » aussi politiquement correctes que déshumanisantes.

Identité et modernité

La problématique de la modernité s'exprime à travers une réalité fondée sur le changement permanent, un culte du transformisme. Les nouvelles identités sociales doivent s'y adapter pour échapper aux risques de la marginalisation, de la balkanisation ou de la ghettoïsation et son cortège de crises dans les banlieues, déclarées « zones sensibles ». Nous avons même, depuis peu, un ministère de l'Immigration, de l'Intégration, de l'Identité nationale et du Développement solidaire, créé en mai 2007, dont la tâche essentielle semble être la sélection et l'expulsion des immigrés en situation régulière ou irrégulière, une ébauche de normes identitaires pour le moins curieuse.

Les quêtes identitaires des peuples ne trouvent jamais de réponse. Si elles rassemblent et créent des solidarités, elles demeurent une dangereuse tentative de dépassement de soi dans la confrontation avec les autres. Cette fameuse identité semble même être virtuelle selon Lévi-Strauss, qui consacra un séminaire à ce thème : « L'identité [...] est une sorte de foyer virtuel auquel il nous est indispensable de nous référer pour expliquer un certain nombre de choses, mais sans qu'il ait jamais d'existence réelle[1]. » Il faudra bien considérer un jour que ce « foyer virtuel » se situe plus du côté de la culture et des savoirs que de celui des frontières. La culture est le creuset de l'identité nationale et la laisser à l'abandon, c'est favoriser l'accélération de la crise identitaire.

© Groupe Eyrolles

---

1. Claude Lévi-Strauss, *L'Identité*, Paris, PUF, 1977, p. 332.

Je est un autre

L'identité individuelle se forme aussi dans le « nous », dans l'ouverture, dans la rencontre de l'autre. Cet « être avec » peut emprunter plusieurs modalités : l'observation, l'apprentissage, l'amour, le mimétisme, la dispute, la dérision, la confrontation, la compétition, etc. Cette identité-là, celle que nous vivons tous les jours dans l'expérience de la vie, est en transformation permanente. « Je » est ailleurs, jamais « je » n'a été autant un autre, comme disait Arthur Rimbaud.

Une révolution silencieuse : l'égotopie

Pour aller au-delà d'un regard critique sur une société qui se nie et qui « conditionne » à outrance en favorisant l'effondrement psychologique de ses membres, pour dépasser cette vision pessimiste du monde, porteuse de défaitisme, il s'agit d'engager une étape importante dans le grand mouvement déclenché par chacun. La reconquête de soi, de son autonomie, de sa créativité, l'élection de soi sont plus que jamais à l'ordre du jour, pour libérer les énergies nécessaires au dynamisme collectif. Une refondation sociale devient alors un horizon mental accessible, une véritable rupture qui repose sur d'autres valeurs que celles d'une société d'exigences et de conditionnement.

© Groupe Eyrolles

Première Partie

Les failles de l'identité : les fêlures où s'engouffre le développement personnel

Le coaching de l'identité
Le « self-mask » : mutilation ou mutation ?

La construction de l'identité,
les masques du jeu de rôle
dans une société floue
en voie de délitement

1.

L'identité en question

Les stratégies identitaires, l'ambition d'être acteur de sa propre vie

Pourquoi les coachs : l'individu ne sait plus qui il est

Qu'est-ce que l'identité ? Poser cette question renvoie à une multitude de définitions qui ont trait autant à la sociologie qu'à la psychologie, à l'histoire qu'aux registres de police. Le paradoxe de ce terme polysémique réside dans une tension permanente entre ses deux composants principaux :

– le même : l'identique, l'équivalence, l'égalité, la consubstantialité ;

– l'unique : sa propre identité individuelle, une forme de permanence, une coïncidence entre soi et soi.

De plus, pour augmenter la difficulté, nous savons que la différence est la condition nécessaire pour l'existence même d'une identité individuelle. Une tension supplémentaire s'instaure donc entre « être avec » et « être soi », entre le collectif et l'individuel, entre l'identité unique et l'appartenance à une identité collective. La confusion permanente entre identité et appartenance conduit au racisme. Assigner quelqu'un, le réduire à l'une

© Groupe Eyrolles

de ses appartenances, l'enfermer dans un trait caricatural, permet de le disqualifier ou de l'anéantir, au nom d'un principe de pureté de la race dominante. Les mentions portées sur la carte nationale d'identité ne sont que des désignations de l'appartenance à des sous-ensembles : le nom, le patronyme, appartient à une famille, et plus d'un âne à la foire s'appelle Martin ; le sexe est un sous-ensemble comme un autre ; l'individu se constitue par la somme de toutes ses appartenances et celles-ci sont de plus en plus multiples. La seule vraie identité, le vrai nom propre est celui de la formule de l'ADN qui nous constitue, une macromolécule qui stocke l'information génétique.

Pour certains sociologues, l'identité est fortement corrélée aux conditions matérielles, géographiques et culturelles, elle dépend alors du sang, de la famille, du sol, de l'histoire commune, du temps, de l'époque. Ce sentiment d'identité ethnocentrique renforce l'existence, accorde un sentiment de supériorité, de domination sociale et de possession de la vérité telle qu'elle est définie par le groupe. Si l'on pousse cette logique jusqu'au bout, on l'a vu au cours de l'histoire, elle peut servir de prétexte à de nombreuses guerres génocidaires.

Pour un regard de psychologue, l'identité dépend également d'un ensemble de déterminations, une conscience de la persistance du moi, de la subjectivité, une quête confirmée par le regard de l'autre, qui permet la constitution du sujet.

Pour le légiste, l'identité au regard de la loi est un principe de stabilité, un ensemble des traits ou caractéristiques qui, selon l'état civil, permettent de reconnaître une personne et d'établir son individualité.

Si, pour certaines idéologies, elle est le produit d'un environnement, d'un sol, pour certains penseurs modernes, elle est aussi une substance malléable qui peut se présenter sous

© Groupe Eyrolles

plusieurs formes, se diviser, produire des avatars, des leurres, de fausses images, etc.

Pour le coach, l'identité se réduit à la personnalité qui est le produit de l'adaptation à son environnement en constante négociation.

Poète, vos papiers !

L'identité, telle que nous l'appréhendons ici, se présente avant tout comme le produit de l'histoire de l'individualisme, de la quête de l'autonomie, dont l'une des étapes primordiales est la Révolution française. L'identité administrative est une invention récente, elle commence avec les registres paroissiaux enregistrant baptêmes, mariages et sépultures dans un souci de mémoire, et puis l'État va donner des papiers d'identité aux gens qui voyagent : les ouvriers qui vont de ville en ville, les Tsiganes, etc. Dans cette illusion fondatrice, on pense réduire un individu à quelques traits, or il s'agit de l'identification de l'individu et non de son identité. Cette conception ne prend nullement en compte les valeurs qui définissent l'individu, la complexité, les changements, la somme des appartenances, le rôle de son histoire personnelle.

Tout le monde connaît le début de la Déclaration universelle des droits de l'homme : « Les hommes naissent libres et égaux en droits. » Mais la phrase suivante est tout aussi importante : « Les distinctions sociales ne peuvent être fondées que sur l'utilité commune. » L'organisation sociale, la classification, la taxinomie, les typologies doivent répondre à cet impératif : l'utilité commune, le bien commun et non la domination d'une classe sur une autre. Suit un ensemble de droits naturels qu'il convient de défendre : la liberté, la propriété, la sûreté et la résistance à l'oppression. L'autorité naît de la nation et

© Groupe Eyrolles

seulement de la nation. Les individus sont égaux, certes, mais ce qui fonde la distinction réside dans leurs capacités, leurs vertus et leurs talents. On entrevoit déjà l'enjeu idéologique de la distinction des individus et la portée de tout système de classification, y compris le fameux groupe artificiel des « ménagères de moins de cinquante ans ».

Les modes de construction de l'identité de chaque époque transcendent, bien entendu, le simple fait individuel et influent sur l'ensemble de la société, qui propose des cadres narratifs identitaires à travers des modèles et des stéréotypes existant ou en voie de création.

Une identité affinitaire

L'individu est amené à se constituer en tant que sujet de la parole, soumis au questionnement incessant des modèles et des stéréotypes en vigueur dans son environnement social, dans lesquels il va puiser par affinités successives des éléments pour se fabriquer un « kit identitaire ». Aujourd'hui, ce processus se renouvelle continuellement sous peine de fossilisation ou de disparition. Le couple, la famille sont également des lieux d'épanouissement de l'individu dans la constitution de son identité. Il s'invente alors une « histoire » à partager avec son partenaire, un échange de récits biographiques qui élaborent une histoire commune avec la fondation d'une lignée. Le roman familial devient alors l'un des lieux privilégiés de la constitution de l'identité.

On ne peut réduire l'identité à un trait : le consommateur, le lecteur, l'auditeur, l'électeur, le « décalé », le « recentré », le « switcher », le « slider », le « cocooner » ou le « bobo ». Toutes ces notions sont avant tout des outils pratiques de simplification pour appréhender le corps social, mais également autant de

© Groupe Eyrolles

facettes dans la construction d'une identité. Une fois l'identité établie, confirmée et reconnue par les autres, elle se doit d'être transcendée pour mieux se recomposer.

La quête de l'autonomie

Un autre versant de l'identité est donc la quête de l'autonomie, ce qui permet à l'individu de s'arracher à la contingence pour tenter de donner un sens à son existence, au-delà de toutes les facettes qui la composent, pour reconstruire sa totalité et échapper à la dissolution. Si ce processus s'enclenche et réussit, si le regard de l'autre vient apporter reconnaissance, approbation, confirmation, admiration ou amour, alors le gain d'estime de soi permet d'affronter les aléas de l'existence avec dynamisme et volonté. Sans tous ces éléments, l'individu s'effondre psychologiquement dans une spirale de dépression sans fin.

La motivation de l'identification et de l'adhésion à un groupe réside dans ce sentiment d'appartenance et d'importance, un échange d'individualisme radical contre une protection dans un cocon identitaire inattaquable et parfois indiscutable, sous peine de réaction violente. Les incidents entre supporters d'équipes de football en sont un exemple frappant.

Avec la fragmentation des repères, la diversification des univers, les recomposition et réattribution permanentes des représentations, des normes et des valeurs, il devient de plus en plus difficile de savoir à quoi se référer pour se situer socialement, avoir une place dans la société.

Les stratégies identitaires

Elles sont de plus en plus nombreuses et chaque style de vie, au fur et à mesure de son émergence, décline à sa façon ces différents modes d'accès à l'identité.

© Groupe Eyrolles

- **La voie de l'originalité** et de la prise de risque est une voie pour se sentir et être différent. Un bénéfice de dynamisme, une identité de leadership, de mouvement dans une société avide de « héros » exemplaires.

- **La voie de la sélection** permet d'appartenir à une élite performante, quels qu'en soient les critères. Un bénéfice de statut de « gagnant de la compétition », suivi généralement d'une autojustification sociale. Un bénéfice d'appartenance aux « happy few » qui ont traversé tous les rites initiatiques.

- **La voie de la modestie** est une forme de résignation dans des modèles de reproduction sociale préétablis et acceptés comme tels. Un bénéfice d'appartenance à une classe, une identité minimale qui se confond avec un groupe social stable et rassurant.

- **La voie du formatage** représente une adaptation conformiste aux jeux de rôle imposés par les cadres institutionnels fréquentés par l'individu. Un bénéfice d'intégration et de reconnaissance. Une identité « repackagée » comme une marchandise pour faire face à la demande du marché.

- **La voie de la reproduction sociale** est celle, stricte, des « héritiers » dépositaires d'un capital identitaire à transmettre au fil du temps. Un bénéfice d'immortalité, une identité débarrassée du doute, afin de faire traverser le temps à un ensemble de traits, de vertus, de caractéristiques ancestraux.

- **La voie de l'exploration sociale** est une disposition qui permet d'adopter toutes les modes, les innovations technologiques et sociales pour inventer de nouveaux styles de vie. Un bénéfice de modernisme, une identité de caméléon en mouvement, insaisissable, habile à créer des avatars et des leurres impliqués dans les jeux de rôle sociaux, pour mieux se préserver.

© Groupe Eyrolles

- **La voie de la création** permet de s'inventer sans cesse, se transcender, accéder à l'universel. Un bénéfice de démiurge, une identité de créateur d'univers, qui se construit au fur et à mesure de son exploration.

Toutes ces voies ne sont pas exclusives et, en fonction des cycles de vie des individus, ceux-ci auront tendance à adopter l'une ou l'autre.

L'ambition d'être l'acteur de sa propre vie

Dans le film *La Règle du jeu*, Jean Renoir exprime toutes les ambiguïtés d'une époque, un monde en voie de délitement, mais aussi l'annonce de la naissance d'un nouveau monde, celui d'un brassage des cartes de toutes les classes sociales. À travers l'usage et la réinvention permanente de la langue par la jeunesse, l'ascension sociale d'individus riches de plusieurs cultures, il semble que nous vivons ce tournant aujourd'hui dans nos sociétés occidentales européennes. Même aux États-Unis, l'investiture démocrate s'est jouée entre une femme blanche et un homme noir, en suscitant un intérêt exceptionnel, d'autant plus grand que les personnalités de ces deux candidats étaient beaucoup plus complexes et que la durée de la campagne a permis de sortir de ces assignations réductrices.

Les identités qui nous ont permis de vivre jusqu'à présent sont devenues obsolètes, sources de conflits et d'exclusion au sein de nos sociétés. L'identité individuelle ne se réduit pas à des couleurs, à des coordonnées sociales ni au « sens caché des êtres », elle est prise dans de nombreux réseaux d'une complexité croissante, mêlant réel, imaginaire, symbolique et virtuel. En bouleversant les conditions de la temporalité, les nouvelles technologies ont contribué à perturber les conditions de l'individuation. Chaque site de présentation de soi

© Groupe Eyrolles

pose la question du masque, du leurre, de l'avatar et de l'idéal du moi.

Nous verrons que, au-delà des adaptations sociologiques, l'identité est aussi un style, une esthétique qui intègre le réel en tentant de l'interpréter ou d'en révéler quelques vérités pour mieux s'en extraire. Nous vivons une époque qui refuse les séparations et les déterminismes, une époque syncrétique, agrégative, où le matérialisme n'est plus l'inverse du spiritualisme, où tout devient négociable, où il faut se conformer, se reformater, se repackager selon les attentes du marché et les injonctions du coach. Et cependant l'individu, avec l'ouverture d'une nouvelle dimension, d'un nouveau continent : le virtuel, possède de nouveau l'opportunité de devenir un agent actif au sein d'un espace potentiel dans l'élaboration de son être, retrouvant ainsi l'émotion, le jeu et la création dans une authentique invention de soi.

© Groupe Eyrolles

2.
Un contexte sociologique défavorable à la construction de l'identité

Le coaching naît sur les décombres d'une dissociété de vulnérabilité et de précarité

Pourquoi les coachs : une « dissociété[1] » de plus en plus inhumaine et incivile

Le phénomène le plus important de l'évolution sociale est la prééminence de l'individualisme. Depuis le déclin des utopies collectives, on a vu émerger l'archipel des solitudes, une culture de l'éloignement des individus les uns par rapport aux autres, jusqu'à parfois l'indifférence. Une crise profonde du lien social remet en cause tout ce qui fait société. Les liens sociaux se sont distendus, au profit du culte de la compétition et de la performance individuelle.

La société tout entière est touchée par ce phénomène. L'habitat se concentre en ghettos de populations homogènes, riches ou pauvres. Le travail s'accompagne d'un cortège de plaintes

---

1. Jacques Généreux, *La Dissociété*, Seuil, Paris, 2006.

© Groupe Eyrolles

et de souffrances provoquées par la rivalité érigée en système de conditionnement. La famille elle-même n'est plus le refuge et le cocon stable d'antan. Tout cela conduit à la solitude, au stress, à l'exclusion des plus faibles et au repli sur soi, au risque de l'effondrement psychologique, de la dépression[1]. Ces êtres dissociés, écartelés entre la volonté d'être avec les autres et celle du désir d'être soi, dressés les uns contre les autres, font courir un risque majeur à nos sociétés, celui de l'implosion ou de l'explosion.

L'argumentaire du coaching suit les lignes de fracture de notre société, il reflète fidèlement tous les manques et les manquements de notre époque. Si la « société de casting » a promu le narcissisme et les panoplies de consommation comme anesthésiants de la douleur provoquée par cette dissociation, cela ne suffit plus. Ce système craque de toutes parts, il perd de sa consistance. La « société de formatage » propose des modèles d'adaptation en correspondance avec les attentes sociales, elle nous dit comment y parvenir, elle modélise les parcours des individus.

L'émergence de l'électron libre, la démultiplication du moi

Cette dissociation, perçue comme une mutilation par certains, est devenue avec le temps une donnée primordiale à intégrer dans un nouveau mode d'adaptation, une véritable mutation accélérée par le développement foudroyant des nouvelles technologies : la démultiplication de soi. L'individu, véritable électron libre, s'agrège avec plus ou moins d'intensité

---

1. Phénomène parfaitement décrit par Alain Ehrenberg dans un livre magistral, *La Fatigue d'être soi*, Odile Jacob, Paris, 1998.

© Groupe Eyrolles

et plus ou moins longtemps à de nombreuses formes de socialisation, réelles ou virtuelles. Ces nouvelles formes de socialisation, où de nombreux échanges ont lieu quotidiennement, même si elles restent sur le plan virtuel comme *Facebook*, *Plaxo*, *Smallworld*, *Myspace*, relancent, à une petite échelle certes, une véritable microresocialisation. Tous ces nouveaux territoires participent de l'illusion d'une reconnexion sociale et, dans le même temps, ils sensibilisent l'individu à la dimension de la perte, que constitue l'absence de tout lien social dans la réalité. Le coach se présente comme celui qui va reconnecter l'individu à la société tout entière.

« Être soi » et « être avec » : communautarisme ou individualisme ?

Très souvent et à juste titre, on pose la question : comment se fait-il qu'en plein essor de l'individualisme, on assiste à la résurgence des clans ? Toute société comporte ces deux dimensions, et trouver un équilibre harmonieux devient l'objectif de chacun dans son existence individuelle. Le risque fondamental ne semble plus, pour nous et pour l'instant, dans les conceptions collectivistes, où la dictature de l'« être avec » se traduisait au niveau des États, mais ce risque existe au niveau des communautés.

Vivre ensemble, vivre séparés est une équation de plus en plus difficile à résoudre et la tentation communautariste apparaît comme la solution idéale pour des gens à la dérive, des « particules élémentaires » en suspension dans la confusion et l'indétermination, des gens sans histoire, sans repère, sans identité.

Autrefois, l'objectif fondamental de la société résidait dans sa cohésion et le partage de ses valeurs fondatrices. Aujourd'hui

© Groupe Eyrolles

Je hais le développement personnel

on voit apparaître de plus en plus des idées et des conduites d'« apartheid social » qui se traduisent dans la volonté de vivre, d'habiter dans des zones sécurisées à population homogène comme dans les « *gated communities* » aux États-Unis. L'idée du communautarisme à l'américaine, c'est-à-dire la reconnaissance de communautés séparées est en train de faire son chemin, d'autant plus que des minorités, visibles ou non, commencent à exiger la loi des quotas au nom de la non-représentativité dans les médias ou dans le monde du travail.

Même la mixité à l'école est remise en cause sous la pression des communautaristes affichés, même la loi républicaine est sommée de s'adapter aux particularismes[1]. Les phénomènes radicaux, sectaires ou religieux sont fortement minoritaires mais très spectaculaires dans la mesure où ils occupent une grande part de l'actualité internationale. Cette visibilité médiatique, ce phénomène de loupe augmente le contraste entre les aspirations individualistes très puissantes et ce besoin de communautés d'appartenance, de familles électives ou d'autres formes d'organisation collective.

Les notions de groupe, de tribu, de clan, qui garantissent la sécurité et la convivialité, sont conservées, et au nom de l'individualisme autonome, le caractère coercitif de l'appartenance est éliminé en favorisant l'émergence de tous les groupes éphémères. Le déséquilibre patent favorise l'émergence aussi bien de conduites individualistes radicales que du phénomène sectaire. Le coach, par son discours d'équilibre à trouver, est parfaitement en phase avec cette double contrainte, « être soi » et « être avec » au sein de l'entreprise.

---

1. Fin mai 2008 à Lille, a eu lieu l'affaire de l'annulation d'un mariage pour « erreur sur les qualités essentielles de la personne », la non-virginité de l'épouse le jour de son mariage, alors qu'elle avait affirmé le contraire à son futur époux.

© Groupe Eyrolles

La perte de confiance

On observe également une impression diffuse de ne plus avoir prise sur le réel et sur sa propre destinée qui conduit à une « défiance » vis-à-vis des institutions et des multinationales trop puissantes accusées de manipulation et de conditionnement. Une distanciation par rapport au fait politique, aux médias, aux organisations qui se présentent sous un jour trop institutionnel au profit de tout ce qui est proche, le maire, l'association de quartier, les fêtes spontanéistes, etc.

L'impuissance des politiques à régler les problèmes sociaux entraîne une désaffection et une perte de confiance dans les institutions devenues trop lointaines et autonomes. Or notre système capitaliste est basé sur cette notion d'adhésion faite de confiance et de croyance religieuse selon l'analyse de Weber[1]. Si cette même croyance est trop rationnellement calculée, elle disparaît. Cette recherche d'harmonie parfaite entre « ce que je crois et ce que je compte » est vouée à l'échec. Le coach, en reprenant le discours de la technicité dans la résolution de problèmes psychologiques, encourage la croyance en des repères simples et abordables, ceux de l'entreprise, qui viennent ainsi se substituer aux repères symboliques de la société tout entière et de ses institutions tutélaires.

La fin de l'omerta

La souffrance psychique des individus au travail ne provient pas du simple fait de la « féminisation » et de la « psychologisation » du corps social, comme certains voudraient le faire

---

1. Sur ce sujet, lire l'ouvrage de Bernard Stiegler : *Économie de l'hypermatériel et Psychopouvoir*, Mille et une nuits, Paris, 2008.

© Groupe Eyrolles

accroire. La fin de l'*omerta* qui régnait dans certaines entreprises, la possibilité de s'exprimer, de prendre la parole pour dénoncer des états de fait qui conduisent certains cadres d'entreprise au suicide ont porté la lumière sur un grand nombre de problèmes non résolus dans une société riche aux progrès technologiques constants. Dans un monde où l'on présente le discours économique sous la figure d'une loi naturelle et universelle, sous les traits du *fatum*, du destin, s'interroger sur la nature de sa propre identité est devenu une affaire de survie.

La compétition économique elle-même a changé de nature. Autrefois, la concurrence portait sur les biens, les produits et les services à travers la capacité à innover, créer, conquérir de nouveaux marchés. Aujourd'hui, cette même compétition économique se déroule entre les managers, pour avoir le meilleur taux de rentabilité à court terme, pour avoir les faveurs des actionnaires, l'impératif du + 10 % de croissance annuelle, à n'importe quel prix. Un jeu économique centrifuge qui tourne résolument le dos à la valeur travail au profit du capital.

Le coach, en se proposant d'« écouter » les cadres, fait de l'audit des ressources humaines pour optimiser les compétences de tous au service de la croissance de l'entreprise.

Comment se situer dans le changement permanent ?

La mondialisation apparaît au plus grand nombre non pas comme le développement plus ou moins harmonieux et naturel des sociétés modernes, mais comme l'installation d'un environnement économique et social de jungle, comme une simple démonstration de puissance, une puissance de destruction de l'environnement, de désintégration des identités collectives et d'annihilation de toute transmission culturelle.

© Groupe Eyrolles

Elle se caractérise, selon ses détracteurs, comme étant un pur esprit de conquête brutale, animé par un principe de rentabilité optimale, attaquant l'emploi par des délocalisations, la protection sociale par la privatisation de pans entiers des services publics. La puissance, l'économisme et l'argent ne semblent préoccupés que de leur propre croissance au détriment du modèle social et de la notion de progrès ou de mission civilisatrice. Le coach se présente comme le versant humaniste du monde économique, pour compenser le caractère parfois inhumain des décisions qui sont prises en fonction de critères « objectifs, trop objectifs ».

La classe moyenne en danger

L'érosion du pouvoir d'achat, la fragilisation des rentes de situation des pays riches semblent provenir de l'exposition aux flux financiers, dont la logique irrationnelle est totalement indépendante de notre quête de bien-être, une logique financière déconnectée de toute réalité et qui se prend pour sa propre fin. Elle semble remettre en cause la notion même de classe moyenne qui fut le grand mythe attractif de la période précédente. « Le droit pour tout le monde à devenir quelqu'un » ne fonctionne plus. Il semble au contraire que nous sommes en train de revenir à une conception de la société à plusieurs vitesses, la fameuse fracture sociale, qui met en danger le cercle vertueux de l'amélioration permanente du pouvoir d'achat, ainsi que l'accès pour tous au bonheur matériel.

Cette mondialisation semble être sans entrave ni remède. Elle se développe dans l'idée de gestion des risques :

– risque nucléaire, risque industriel (AZF) ;
– risques économiques (le passage à l'euro s'est accompagné d'une hausse des prix non maîtrisée, la hausse des produits pétroliers inquiète) ;

© Groupe Eyrolles

- risques financiers induits par des « traders fous » engageant des sommes astronomiques dans un casino mondialisé ;
- risques biologiques, risques alimentaires (ESB, grippe aviaire, OGM) ;
- risques écologiques entraînant un dysfonctionnement de la nature ;
- risques sociaux (violences dans les cités, les quartiers, les écoles des zones à risque) conduisant à une déconstruction du tissu social, risque de violence qu'il convient de contenir par un souci ou une obsession sécuritaire.

Face à tous ces risques, perçus comme des défaillances de la maîtrise du système par ceux qui sont censés le produire, le doute collectif s'installe. Malgré l'accroissement des connaissances, malgré l'accroissement des services, malgré l'allongement de la vie humaine, on ne voit plus de progrès partageable ou diffusable.

Cette prise de risque nécessaire pour trouver de l'inédit ou simplement innover n'est vécue que dans l'impression d'une coupure avec le passé sans cesse détruit et dévalorisé au profit non pas de valeurs nouvelles mais d'un simple transformisme permanent. Une société en panne qui ne produit plus de nouvelles identités viables mais un conformisme croissant, une mentalité victimaire, une recherche du risque zéro, un costume gris pour traverser la vie sans encombre. Des clients potentiels pour le coaching.

Les causes profondes : la précarité, la vulnérabilité, l'avènement de la « gouvernance »

De nombreux ouvrages récents ont évoqué la crise du lien social, la crise du sens dans une culture de l'instantané, de

© Groupe Eyrolles

l'immédiateté. Une crise au sein d'une société qui ne pense pas son avenir, qui subit l'hypermodernité sans plan, sans dessein, sans vision. Une société avec de moins en moins de traditions chargées de modeler les esprits, les sensibilités et les mœurs.

Il y a encore peu de temps, nos sociétés se fondaient sur le sacré, on croyait au destin national, à la fatalité. Puis est venu le temps de la politique et son cortège de gloires, de soumissions et de croyances, la république, la laïcisation et l'impératif de l'égalité. Puis l'idéologie du progrès et la tentation de l'avènement d'une société parfaite et ultime, imposée par la violence, ont amené le mythe de l'homme nouveau qu'il convenait de façonner.

L'effondrement de l'étatisme généralisé après la chute du mur de Berlin, l'affaiblissement des dogmes, le moindre attachement à l'autorité, la dilution des croyances et de la revendication de l'identité nationale caractérisent notre société. Une société qui abandonne une part de l'exercice du pouvoir, qui livre son destin aux « experts » qui pratiquent la « gouvernance », c'est-à-dire une politique du moindre remous. Ce déclin du politique se traduit par une absence de vie, de vigueur, de souffle, de substance au profit de discours stéréotypés et formatés par des experts en communication. C'est ce que l'on a appelé le « *storytelling* », porté par des *spin doctors*[1] en communication politique, et au niveau de l'entreprise par des coachs chargés de « relooker » ou de « reformater » des cadres et des dirigeants. L'usage massif et abusif des médias, dans la répétition, a fini par être contre-productif, le pouvoir

© Groupe Eyrolles

---

1. Conseillers en communication et marketing politique. Un terme à connotation négative pour désigner « l'embobineur », celui qui fait tourner la roue de la fortune en votre faveur, même s'il faut utiliser des techniques de manipulation, de désinformation ou des calomnies. L'important, c'est de faire gagner son client à n'importe quel prix.

des mots s'est dévalué au profit de l'image, des affects et des émotions. La forte présence médiatique devait assurer le maintien, la construction d'image des hommes et des femmes politiques, cet usage a fini par banaliser, dévaluer cette image et susciter de l'exaspération, du rejet par ceux-là mêmes qui étaient censés y adhérer.

L'asthénie sociale, l'inertie, l'absence de vision d'avenir

Après une phase d'asthénie et de morosité, marquée par un sentiment d'impuissance à changer le monde, un sentiment d'inutilité face aux enjeux présentés comme gigantesques, un sentiment de frilosité à l'égard de tout engagement et de l'idée même de changement permanent…

Après une phase d'inertie et de catatonie sociale face à la montée des revendications identitaires communautaristes, marquée par un affaiblissement du modèle central républicain, accéléré par la peur suscitée par le spectacle de la colère et les menaces de vengeance de fanatiques…

La seule réponse proposée pour l'instant par la société française est d'ordre commémoratif, reprenant les thèmes d'une culture de la culpabilité. Sans pour autant pratiquer le véritable devoir de mémoire, le monument, le patrimoine, les anniversaires sont là pour hypertrophier un présent, celui de la contrition et de la réparation, pour panser les plaies du « colonialisme tortionnaire et génocidaire » sans construire l'avenir. Les rapports entre la France et l'Afrique sont très révélateurs de ce point de vue.

Le passé n'est plus une source vivifiante, il n'est que gestion de symboles. Ce n'est plus de mémoire dont il s'agit mais d'une répétition commémorative. Il n'y a plus d'imprégnation par

© Groupe Eyrolles

l'affect ou l'émotion, donc pas de transmission possible ni d'appartenance à une identité collective. La jeunesse comme les « vieux » semblent être devenus des charges pour l'ensemble de la société, la jeunesse n'est plus le réservoir de dynamisme, les vieux ne sont plus les dépositaires de la sagesse. Nous vivons dans un surinvestissement, une hypertrophie du présent. Le temps préféré des coachs qui s'adressent à un individu sans histoire, lequel énonce ses objectifs ici et maintenant et construit au présent les conditions du changement positif espéré.

Une société marquée par la peur et la culpabilité, une société sans passé ni avenir

La société française, au cours de ces vingt dernières années, s'est illustrée par une remise en cause profonde des élites, une perte de confiance progressive dans les institutions censées garantir l'équilibre démocratique. Cette remise en cause se traduit principalement par la perception d'une perte d'indépendance du pouvoir politique face au pouvoir économique.

Cette perte de confiance s'est progressivement transformée en méfiance, puis en défiance, puis en hostilité ouverte, précipitant le pays dans une société de blocages marquée par le ressentiment, donc en recherche systématique de boucs émissaires – chacun le sien –, sur lesquels on peut projeter la cause de tous les maux qui touchent le pays.

Une société « réactionnelle » après la perte des illusions sur le progrès

Le refus du déterminisme social se traduit par l'éloge de l'individualisme radical, confirmant l'impossible ancrage dans des révoltes, des projets ou des utopies collectives.

© Groupe Eyrolles

« Si la société va mal, et de plus en plus mal, je m'en sortirai toujours très bien. »

Cette société, dans ses dernières évolutions, est devenue réactive, éruptive, réactionnelle, allergique aux changements perçus comme brutaux, qu'ils soient de « progrès social » ou d'adaptation nécessaire à la « modernité libérale ». La priorité est accordée au ressenti, celui de la baisse du pouvoir d'achat. Allergie à la vitesse des réformes, rejet de la normalisation européenne, révoltes contre tout ce qui est perçu comme passage en force, les citoyens-censeurs sont entrés en résistance passive, une nouvelle forme de désobéissance civique.

Une France victimaire qui dit non, entre déprime et espoir, qui refuse la mise en cause des acquis sociaux, présentée comme une étape nécessaire et inéluctable et perçue comme une régression. Une France qui réinvestit le champ social de manière ponctuelle sur des mesures ou des enjeux à forte portée symbolique et émotionnelle : le pouvoir d'achat, l'Europe ou l'avenir des jeunes.

On voit se dessiner chez les Français une double attitude. D'un côté, faire la démonstration de leur capacité de nuisance pour envoyer un message aux élites dirigeantes pour qu'elles prennent en compte la « réalité » du terrain. Et de l'autre, une volonté de prendre part au changement.

Ils sont partagés entre :
– le ressentiment de la victime : la volonté de « faire payer » aux classes dirigeantes leur aveuglement, leur surdité ;
– le désir de remobilisation pour la redéfinition du développement et de l'idée même de progrès dans un nouveau modèle social.

© Groupe Eyrolles

On assiste alors à un renversement des termes de l'échange : si auparavant le citoyen se sentait broyé par le système institutionnel, sous la surveillance accrue d'un pouvoir « Big Brother » omnipotent, aujourd'hui la classe politique et dirigeante semble être sous le regard scrutateur et méfiant du peuple. « On vous surveille », par médias et sondages interposés, avec le formidable levier que représente le questionnement par rapport au futur dans le suivi pas à pas des réformes annoncées.

Une nouvelle génération confrontée au chaos

L'affaiblissement des croyances et des solidarités, la confusion des valeurs, l'éclatement de la famille sont aujourd'hui installés dans nos sociétés. Une société de défiance, de moins en moins fondée sur des valeurs et des obligations, qui possède moins de repères, qui impose moins de contraintes, qui donne plus de libertés en apparence et qui de ce fait engendre d'autres formes sociales pour elles-mêmes, sans visée, sans devenir.

Une nouvelle génération se trouve confrontée au chaos, à la « nécessité » de la mondialisation éco-financière, à un monde mosaïque, fait de chocs et de contrastes socioculturels et qui se traduit par la déconnexion des rouages sociaux, une vie cloisonnée en plusieurs compartiments, un mode de vie fractionné, chacun selon son rythme, chacun suivant sa propre logique.

La fin des certitudes, la compétition permanente, les tensions relationnelles conduisent à une société sous stress qui encourage à penser que l'autre est forcément un concurrent au détriment des solidarités ou des collaborations altruistes. L'absence de logique ou de ligne directrice accentue les discordances, les frictions, les raidissements, et encourage un sentiment de précarité professionnelle. L'entreprise est présentée comme un champ de rivalités, peuplé de sièges éjectables, où personne

© Groupe Eyrolles

n'est indispensable, où il s'agit de se constituer soi-même en capital-image, en marchandise, en valeur d'utilité sur le marché à monnayer en permanence. La fidélité à l'entreprise est devenue un enjeu majeur pour les managers.

La nécessité du changement, l'urgence d'une rupture définissent la période récente. Ce qui est nouveau et sociologiquement intéressant réside dans la concrétisation potentielle d'une telle rupture, telle qu'elle est voulue aussi bien par un président révélateur-détonateur que par l'ensemble de la classe politique. L'annonce de cette rupture s'est faite sur un mode incantatoire sans précédent, proche de la méthode Coué, encore chère à certains coachs.

La consommation elle-même est devenue un enjeu primordial, on parle des « conso-citoyens » responsables, chargés de réguler le système. La question qui se pose est une étrange équation :

consommer = choix de mode de vie = choix de société ?

La consommation est devenue le champ d'expression des citoyens-consommateurs. Ses valeurs de marqueur social, de constructeur d'identité, d'adhésion à des visions du monde, véhiculées par des marques phares, ont pris le pas sur les valeurs d'usage dans bien des cas. La pédagogie de ces marques met en place de nouveaux modèles de consommation, relayés par des médias coachs qui s'en font l'écho et parfois les promoteurs enthousiastes.

Le sacre de la fin du collectif

Est-ce la fin du collectif, tel que les générations précédentes l'ont connu ? Peut-on encore parler de société dans un contexte d'hyperindividualisme radical ? Le mot même de « société » ne

© Groupe Eyrolles

fait plus recette, il n'intéresse plus grand monde, seul l'ego est à la mode, seul ce qui vient nourrir le narcissisme et renforcer un moi « défaillant » est à la mode – la sociologie est en train d'être supplantée par l'égologie. Le coach et ses techniques de reconstruction de l'ego, « *one to one* », s'inscrit parfaitement dans ce mouvement général qui nie les phénomènes sociaux au profit d'adaptations individuelles accompagnées.

Ces nouvelles configurations culturelles comportent une part de risque : celui de la dissolution de l'« être ensemble » au profit de conduites asociales, d'un monde brutal de loi de la jungle.

Le coaching fleurit sur cette crainte puisqu'il promet à chacun des règles du jeu, des méthodes et des armes pour s'adapter et gagner dans la course à la promotion sociale.

Mais aussi une opportunité majeure : un nouveau rapport social de plus en plus fondé sur la libération des dynamismes et de l'énergie créatrice, où les individus produiraient leur propre vie sans aucun souci du social. Une envie de vivre sa vie sans contrainte et sans aliénation. Le coaching fleurit également sur cet espoir puisqu'il promet à chacun une performance, celle de devenir soi-même, et, au passage, il s'engage sur le terrain philosophique : celui de Socrate avec le « Connais-toi toi-même » et celui de Pindare avec le « Deviens ce que tu es », repris par Nietzsche dans le sens du choix.

© Groupe Eyrolles

3.

Les rôles sociaux : quels masques choisir ?

Le dysfonctionnement et la confusion, le coach propose ses services pour vous aider à choisir

Pourquoi les coachs : aider à choisir parmi la multitude de stéréotypes, de rôles, de modèles et de statuts

Toute société doit produire des stéréotypes, des rôles, des statuts codés, un principe de cohérence qui gouverne la personnalité et favorise la reproduction sociale.

Au nom de cette même rhétorique sociale, il convient de classifier, de structurer, d'organiser l'espace social pour que tout le monde puisse s'y retrouver sous peine d'improvisation angoissée permanente entre tous ses membres, qui deviennent étrangers les uns aux autres sans possibilité de repérage.

Ce fut très longtemps le rôle réservé au costume, à l'uniforme : montrer la différence des sexes et l'insigne de la position sociale. L'étymologie du mot « costume » révèle un fort

© Groupe Eyrolles

lien avec le mot « coutume ». La diversité des costumes, aujourd'hui permise à chacun, est-elle corrélée à la diversité des coutumes, des modes de vie ?

La stratification sociale représente donc la division de la société en groupes différents en fonction de critères variables, une pyramide ou un diamant, et plus on descend dans cette pyramide, plus le nombre d'individus est important. Les critères sont variables selon les sociétés (traditionnelles ou industrielles) : les vertus religieuses, les prouesses guerrières, la possession de richesses, de pouvoir, de prestige sont plus ou moins considérées. Ces groupes ainsi délimités peuvent posséder des contours rigides, comme pour les castes et les ordres, ou au contraire des contours souples, comme pour les classes sociales.

Pour décrire une population donnée, qualifier une audience, des consommateurs ou des électeurs, nous avons à notre disposition une série d'outils opérationnels issus des premiers recensements et sondages d'opinion : les CSD, catégories sociodémographiques (dont le sexe, l'âge, le niveau d'instruction, la structure familiale, l'habitat…) et les CSP-CSE, catégories socioprofessionnelles et socioéconomiques, préconisées par ESOMAR[1] (dont le métier, le revenu, la personne responsable des achats…).

L'évolution de la structuration sociale

Ces classifications dites objectives, sorte de carte d'identité factuelle des conditions d'existence, sans une once de psychologie, sont les outils les plus répandus, dès lors qu'il s'agit de

---

1. ESOMAR : The World Association of Research Professionals (association mondiale des sociétés d'étude et de recherche marketing).

© Groupe Eyrolles

différencier des sous-groupes de populations et d'élaborer des enquêtes selon des méthodes d'échantillonnage et des critères de redressement. Elles sont censées donner la représentation la plus exacte de ce qui différencie les Français, les citoyens, les consommateurs, les « chers-z-auditeurs »…

Ces critères de segmentation n'ont guère changé depuis très longtemps… puisque ces classifications sont réputées fondamentales, quasi éternelles.

Mais les évolutions sociales se sont accélérées, depuis l'après-guerre : la société est de moins en moins pyramidale, de moins en moins structurée et figée dans des classes sociales stables bien définies socioculturellement.

Si les niveaux de revenus restent un indicateur de niveau de consommation, les valeurs de cette même consommation se sont profondément bouleversées selon les différents styles de vie auxquels les consommateurs appartiennent.

La mutation permanente accélère le passage d'une instabilité temporaire, conjoncturelle et cyclique à une instabilité permanente, constante et structurelle.

Les catégories sociales sont un enjeu idéologique

Un demi-siècle nous a fait muter d'une tradition immobile de conservatisme à un monde d'innovations permanentes, d'un pays recentré sur sa culture à un carrefour ouvert à tous les vents d'influences mondiales multiculturelles, d'une éducation et d'une information formatées selon une pensée relativement unique à une inflation de messages contradictoires dans une pluralité cacophonique de médias. Et, en conséquence, nous sommes passés de modes de vie stables, pérennes… à une précarité systématique (le Medef, avec sa nouvelle présidente,

© Groupe Eyrolles

Laurence Parisot, vient d'ailleurs d'en faire le principe de base « naturel » de la civilisation nouvelle).

Les grandes évolutions récentes

En reprenant la banque de données du CCA depuis sa création, en 1971, les différentes « photographies sociales » correspondant aux différentes grandes enquêtes[1] dont nous disposons, toutes conduites par Bernard Cathelat et Mike Burke avec la complicité de Jean de Nicolaÿ, nous avons tenté de reconstituer à grands traits le film des grandes évolutions.

• Les années cinquante vivent encore sous le signe du « cursus de classe » dans une société de mérite.

Le système est pyramidal, hiérarchique, homogène, fondé sur le statut. Les styles de vie se caractérisent par l'ascension des échelons dans une dynamique d'intégration, l'ascenseur social fonctionne au mérite et les médias remplissent essentiellement une fonction de pédagogie sociale conformiste, de modélisation des parcours sociaux et de promotion de produits statutaires.

• Les années soixante ont basculé à l'opposé sous le signe de l'évolution de soi (« self-evolution ») dans une société innovante.

La société évolue en fonction des innovations, des explorations, de la recherche et des découvertes dans tous les domaines. Les styles de vie les plus attractifs sont ceux qui sont associés à la modernité technologique et à la révolution

---

1. Questionnaires auto-administrés de 150 pages environ, conçus et illustrés comme des magazines, abordant tous les chapitres de la vie d'un individu, portant sur de grands échantillons (4 à 10 000 personnes) représentatifs de la population française. La méthodologie du CCA est consignée dans un ouvrage écrit par Bernard Cathelat, *Socio-style-système*, Paris, Éditions d'Organisation, 1990.

© Groupe Eyrolles

des mœurs. Les médias découvrent les leaders d'opinion et leurs panoplies de produits, le progrès matériel est fortement lié à la modernité.

• Les années soixante-dix digèrent Mai 68 sous le signe de l'expression de soi (« self-expression ») dans une société ouverte.

La société se caractérise alors par sa plus grande tolérance aux individualismes et aux anticonformismes, les styles de vie développent chacun à leur manière un mode d'expression personnelle, un goût pour la différence. Chacun désire maîtriser de plus en plus son image sociale, sa « posture », « le lieu d'où il parle ». On assiste alors à une explosion de médias et de produits reflétant et exprimant ces micro-différences.

• Les années quatre-vingt se font plus pragmatiques et matérialistes sous le signe de la « self-débrouille » pour faire face à une société qui glisse vers la crise.

La société est en plein bouleversement économique et culturel, les individus commencent à éprouver un sentiment d'impuissance à maîtriser leur destin, alors ils cherchent à profiter au maximum du système, chacun à leur manière. Les médias dramatisent et se repositionnent alors en médias de crise de double fonction *how to* (« comment faire » ou « comment devenir »…) :

– d'une part pour proposer des modèles d'adaptation et produits anticrise clés en mains ;

– et d'autre part pour donner des recettes afin de « danser sous le volcan, profiter de la vie quand même, tant que ça dure » (comme les golden boys de la Bourse, boulimiques de pouvoir, d'argent et de sexe).

• Les années quatre-vingt-dix régressent sous le signe de la défense de soi (« self-defense ») dans une société du chaos.

© Groupe Eyrolles

En l'absence de projet collectif, sous la pression d'un quotidien devenu de plus en plus difficile à vivre, il convient de s'en sortir individuellement à tout prix en se repliant défensivement, sur chaque chapitre de vie, comme un caméléon multifacette, en rejetant certaines normes devenues obsolètes et dépassées et en se détachant de plus en plus des systèmes institutionnels… Les médias et la communication publicitaire jouent un rôle important pour recentrer les intérêts et énergies sur le moi narcissique du corps et de l'esprit, le « cocooning » du « *home sweet home* », l'égologie contrebalancée par le « nous » clanique… C'est à ce moment que le coaching fait tout naturellement son apparition et entreprend la conquête non seulement du monde de l'entreprise en tant que pratique mais aussi celui des médias en tant que mode discursif de la résolution de problèmes.

- Les années deux mille accentuent encore cette tendance à la déconnexion dans une société techno-financière en cours de mondialisation.

Confrontés à un retour aux brutales lois darwiniennes de la jungle, dans une société déshumanisée de logique purement gestionnaire et matérialiste, les styles de vie tentent de retrouver des repères, des « fondamentaux » spirituels, une nouvelle sagesse au moins, un ordre moral *a minima*, tout à la fois en rupture avec le « laxisme » hérité des années soixante-dix et en évitement des nouvelles normes de sélection darwinienne.

On voit donc, dans un contexte de pessimisme généralisé, poindre une attente de médias, de produits et de marques, aux vertus antifatigue, antistress et régénératrices, porteurs d'une philosophie et d'une éthique, qui aident à s'évader ou à faire le point sur sa propre identité.

© Groupe Eyrolles

Que valent donc nos quotidiennes classifications CSD et CSP, dans ce contexte ?

« Y a plus de famille »,
« Y a plus d'enfants, y a plus d'ados, y a plus d'adultes »,
« Y a plus d'hommes ou de femmes »,
« Y a plus de classes sociales ? »

C'est ce que l'on entend tous les jours…

Complexification et dysfonctionnement

En cinquante ans d'individualisation, la société a implosé…

En vingt ans de mondialisation (débutante), la société a explosé et tente de se reconstituer en microcosmes de clans et tribus…

Aujourd'hui, elle s'est complexifiée, plus hétérogène par les origines, les races, les cultures, les couleurs, les corporations, les dialectes, les régions. Il en résulte un dysfonctionnement des statuts et des rôles sociaux traditionnels.

Mais on continue à analyser les résultats électoraux ou à investir des millions en média-planning sur des cibles décrites en CSD-CSP, ou plus simplistes encore (la fameuse ménagère de moins de 50 ans), alors même que chacun vit au quotidien le flou des étiquettes traditionnelles qui perdent clarté et pertinence sociale : le « foyer », le sexe et le genre (qui ne sont pas tout à fait la même chose), la génération, le diplôme, la classe sociale, l'habitat… sont des notions remises en cause au cœur même des modes de représentation sociaux.

Le sexe était depuis toujours considéré comme le plus simple et le plus évident des critères de distinction… Qu'en est-il à l'époque du Pacs ou du mariage des couples gays, du changement de sexe ?…

© Groupe Eyrolles

Le simple casting géographique de l'habitat, basique pour le recensement comme pour les études commerciales, est floué par l'évolution de l'urbanisme : un foyer qui habite une commune de moins de vingt mille habitants, travaille et fait ses achats à sept kilomètres dans la ville voisine… est-il un rural ou un urbain, un banlieusard ou un « rurbain » ?

Le casting familial est brouillé par le retard d'entrée en société des jeunes, la sacralisation du travail comme passeport pour l'existence sociale, les diverses formes de couple, le divorce, les familles recomposées, le poids de la tradition, etc., qui contribuent à brouiller les pistes.

Le casting des générations est perturbé par le jeunisme publicitaire et médiatique, devenu une référence centrale dans une société qui refuse de vieillir. Les préretraites, la santé meilleure et l'allongement de la vie font de la période 50-70 ans un cycle de vie flou, entre « seniors » et « panthères grises »… Ce formatage jeune, l'utilisation croissante du Viagra, (il existe même aujourd'hui des traitements pour les *Viagraholics*, addicts au Viagra), des alicaments, du Prozac et de ses équivalents, le recours à la chirurgie esthétique sont au service d'un idéal utopique : posséder un esprit régulable dans un corps malléable… Mais on y a perdu la répartition des rôles entre jeunes, adultes et vieux.

Le casting socioprofessionnel est floué par de nouvelles formes d'activités : les CSP ne rendent compte ni des métiers saisonniers, ni des métiers à temps partiel fractionné, ni des CDD ou de l'intérim, ni du télétravail, ni des emplois aidés, ni de diverses formes de chômage…

À l'évidence, les classifications sociodémographiques anciennes ne correspondent plus à la réalité vécue aujourd'hui : qu'est-ce qu'un « senior » (que le ciblage marketing fait débuter parfois à

© Groupe Eyrolles

cinquante ans) ? Qu'est-ce qu'un cadre et un ouvrier ? Qu'est-ce qu'un foyer et qu'est-ce qu'un couple ? Qu'est-ce qu'un rural ?…

On ne sait plus à quel saint se vouer pour avoir un mode de représentation sociale à la fois opérationnel et proche de la réalité sociologique.

Comment situer les individus, qualifier des audiences, des électeurs ou des consommateurs dans un contexte de refus des étiquettes parce qu'elles sont des caricatures archaïques, et dans un contexte d'affirmation d'une stratégie de (sur)vie individuelle hors des cadres traditionnels devenus inefficaces ?

Le système de repères, représentations indispensables à toute société organisée, simplement pour se situer les uns par rapport aux autres, ne fonctionne plus car il n'est plus un langage commun partagé…

Notre société n'offre plus une claire représentation de son corps social.

Chacun donc se débrouille pour se définir et qualifier les autres…

Le vide sociologique ouvre la porte à tous les apprentis socio-logues et génère une effervescence de nouvelles catégorisations : chaque année connaît des modes, comme les saisons de la couture : ZIP code, rurbains, ménagères de moins de cin-quante ans, cycles de vie, approche générationnelle, « *dinks* » (*Double income no kids*, ou en d'autres termes, double revenu sans enfants), « bobos », « single » (célibataires, célibattantes), « cocooners », « surfers », « clickers »… et autres « créatifs culturels ».

Ces images médiatiques sont sympathiquement stimulantes, mais ce sont des coups de phare isolés dans le brouillard social

© Groupe Eyrolles

sur des microphénomènes, sans vision globale de la population, sans définition claire, donc sans méthode de repérage et
de mesure… Cela se réduit à des modes médiatiques, parfois
des coups de marketing éditorial, vite consommées, vite
oubliées, sans lendemain le plus souvent. Ce galimatias taxino-
mique aggrave la confusion et le sentiment d'anarchie socio-
culturelle plutôt qu'il ne dissipe le brouillard.

© Groupe Eyrolles

4.
La société de casting :
une formidable quête identitaire

Sexe, genre, génération,
la dictature de l'apparence

Ce dysfonctionnement dans les modes de représentation correspond à la plus formidable quête identitaire que la société industrielle a jamais connue. À l'individualisme a succédé l'individuation : les processus par lesquels les individus se différencient. Et cette quête de nouvelles identités se déroule sur plusieurs terrains.

Le terrain de la guerre des sexes...

... ou plutôt des genres, pour une redéfinition des rôles masculin et féminin.

Si le sexe est une donnée physiologique, le genre est une construction sociale, c'est-à-dire que cette notion est en constante réélaboration et reflète l'état des relations entre les sexes masculin et féminin. La problématique fondamentale réside dans la nécessaire coexistence de l'égalité et de la différence, une dynamique sociale égalitaire qui ne remet pas en cause la logique sociale de l'altérité des sexes.

© Groupe Eyrolles

Le genre reste une question à l'ordre du jour… du moins si l'on veut éviter la guerre des sexes, telle qu'elle semble s'être installée sur le modèle américain. Dans les productions culturelles, les genres masculin et féminin demeurent, mais sont plus flous qu'autrefois.

Cela ne date pas d'aujourd'hui : il y a trente ans, la tendance était de résoudre la question par l'unisexe…

Mais, depuis dix ans, on semble hésiter entre une tentative de resexualisation selon les modèles les plus rétros de la « bimbo » et du « macho » et une redéfinition des rôles respectifs…

Pour l'heure, on en reste au paradoxe, au flou dans les contradictions et à la production de l'équivalent de la bimbo au masculin, le « himbo ».

Libération de la femme dans la société et femme-objet dans la pub… ?

Il y a bien pour les femmes, sur trois générations, un progressif affranchissement de la totale dépendance : accès au monde du travail, autonomie financière, libération sexuelle, et refus majoritaire de rester enfermées dans des statuts, des fonctions, des rôles et contraintes archaïques… alors même que les représentations des magazines, des films et des publicités perpétuent les rôles de mère ménagère, de vamp sexy, d'ingénue blonde…

Crise du statut masculin et retour des machos dans la pub… ?

Il y a bien un mal-être des hommes sur leur statut, fragilisés à la fois par l'autonomie féminine, le coming-out des gays, la précarité professionnelle… Alors même que des magazines

© Groupe Eyrolles

masculins et des annonces revalorisent les abdominaux « plaquettes de chocolat », les pectoraux musclés et le menton carré du vrai macho…

Tout cela témoigne du bouleversement des identités et des règles du jeu afférentes entre les hommes et les femmes, ce qui appelle pour l'ensemble du corps social une interrogation sur les rôles sexués de chacun dans un monde plus ouvert.

La notion de genres s'est encore compliquée récemment avec l'apparition sociale des évolutions « transgenre » de certaines personnes, qui se veulent d'un genre psychologique et social différent de leur sexe physiologique de naissance.

La transsexualité conduit brutalement à reconsidérer et réévaluer ce qui auparavant allait de soi : il y a peut-être plus que deux genres ?

Les emprunts vestimentaires à l'autre genre, le « cross-dressing » célébré par Yves Saint Laurent, participent à la mise en scène subversive d'un genre indéfinissable en mettant en question les repères du masculin et du féminin. En filigrane se dessine le fantasme ou l'utopie sociale révolutionnaire de choisir sa « nuance de genre », chaque jour, entre les deux pôles masculin et féminin, au gré des circonstances, de ses envies ou de ses fantasmes.

La publicité est bien le théâtre de ces incertitudes

On y trouve des marques qui jouent la carte des clones et de l'indifférenciation sexuelle. Le double est masculin ou féminin et la ressemblance l'emporte sur la différence des sexes dans des rapports fusionnels unisexes.

On y rencontre des messages qui jouent sur l'ambiguïté sexuelle, l'androgynie, l'homosexualité, comme genre à part entière.

© Groupe Eyrolles

On y voit aussi l'autre tendance à remettre au goût du jour une masculinité macho et une féminité bimbo sorties directement des années cinquante.

Ces représentations sociales révèlent surtout le brouillage inconfortable des identités, statuts et rôles sexuels… à reconstruire.

Le terrain des générations et des âges

Un paradoxe entre culte du jeunisme et pouvoir des seniors.

On le sait, « l'argent est aux vieux », la sécurité aussi, les commandes politiques et économiques souvent encore aux mains des vieux… Les seniors sont donc la cible chérie des hommes du marketing.

Mais les vieux veulent-ils être vieux ?

L'amoindrissement des rituels de passage dans nos sociétés, la précarisation, la vulnérabilité des individus, les attitudes régressives, l'immaturité, le refus des responsabilités, le refus de vieillir ont contribué à introniser le jeunisme en tant que modèle central de la société. Les trentenaires vivent dans l'angoisse de présenter le bon CV, les quadras se sentent menacés, les seniors rejetés et les panthères grises s'accrochent aux branches du jeunisme : Viagra, Cialis, etc.

L'adulte veut s'identifier aux adolescents parce que pour lui ne pas faire jeune, c'est se couper de la consommation de la quasi-totalité des biens culturels, ne plus être branché sur les modes, sur l'actualité, sur le langage moderne.

Le « major » productif (c'est-à-dire un quadra qui commence à s'estimer du mauvais côté de la pente et se sent vulnérable) se veut toujours jeune, toujours performant, efficace, dynamique,

© Groupe Eyrolles

doté d'une « résilience » capable de surmonter toutes les épreuves ou les traumatismes de l'existence, désireux de conserver un corps semblable à celui que l'on découvre sur les magazines pour homme ou pour femme, éternellement jeune. La jeunesse fonctionne comme un référent culturel intégrateur. Mais surtout elle est vécue comme une obligation en milieu professionnel : les majors et quinquas coûtent cher, ils doivent prouver qu'ils ont la même énergie, le même enthousiasme que les « jeunes requins » qui guettent leur place.

Avoir une apparence jeune

La chirurgie esthétique fonctionne comme une opération magique, elle permet, sous la pression de la norme sociale, de faire coïncider son moi : l'état originel, la donne anatomique, avec son idéal du moi : l'état après opération conformément aux normes sociales en vigueur… quand elle est parfaitement réussie !

Au départ, avant l'opération, le sujet se sent séparé, disjoint, insatisfait de son apparence, dégoûté de lui-même, coupé des autres, abandonné du regard de l'autre, rejeté, oublié, hors champ social, marqué du sceau de l'infamie et de l'ignominie : les rides ou les rondeurs dans un monde jeune et svelte.

L'opération de chirurgie esthétique transforme le sujet en quelqu'un de « recousu », au sens propre et au sens figuré. Il ne fait plus qu'un. Entre lui et lui-même, il y a maintenant un lien invisible à la fois réel et fantasmé, halluciné et bien présent. La blessure narcissique est comblée, le sujet également, malheureusement, comblé au sens propre, éteint, réduit à son enveloppe. L'apparence a pris toute la place, en devenant un marqueur social primordial. Le corps devient alors un simple accessoire, un simple signe de sa présence au monde avec lequel on peut

© Groupe Eyrolles

jouer régulièrement sans dommage ni crainte. Un espace de liberté sur lequel on peut inscrire des signes d'appartenances réelles ou imaginaires, des tatouages, des piercings, des scarifications même, avec une grande variété de thèmes. L'une des dernières modes consistait à se tatouer des étoiles, de taille variable. Tous des stars ou poussières d'étoile ?

Le flou média-publicitaire

L'impératif de performance dans un monde de représentations brouillé conduit donc les individus à se bricoler par eux-mêmes une identité sur mesure, un « prêt-à-vivre » identitaire.

Les médias, la publicité les aident-ils ?

Non, car sur leur théâtre, on ne trouve pas la liberté d'identité :

- sur le terrain des sexes, c'est le choix excessif qui angoisse, entre les trop multiples et trop flous rôles masculins, féminins et intermédiaires ou mixtes…
- sur le terrain de l'âge, c'est au contraire l'impératif « d'jeun » incontournable qui stresse.

Ce flou conduit au casting social tel qu'il se décode dans les productions culturelles et en particulier dans les publicités en tant que mode de représentation.

L'identité elle-même est entrée dans le champ de la performance, le terrain de prédilection du coaching.

La société de casting mode d'emploi

La société de casting considère le brouillage des statuts et rôles socioculturels comme une chance à saisir et organise la conquête d'identité pour quelques élus, sur les principes suivants.

© Groupe Eyrolles

- Principe de liberté : au contraire d'une société de classes ou castes de naissance… dans la société de casting, chacun peut ambitionner n'importe quels statut identitaire et rôle, quel que soit son point de départ.

- Principe d'espoir : au contraire de la méritocratie besogneuse… dans la société de casting, il est naturel et moral de croire au Père Noël : vous pouvez vous projeter dans l'avenir, confiant en votre bonne étoile, certain que les astres vous seront favorables, et que le coup de dés du hasard vous donnera le destin de Cendrillon. L'espoir du miracle est le moteur de ce modèle social : point n'est besoin de travailler dur, il suffit d'être là et opportuniste au bon moment. C'est par chance et arbitraire que l'on devient un « élu », c'est-à-dire quelqu'un sortant de l'anonymat, et c'est bien comme ça.

- Principe de sélection : au contraire de la société clanique qui prévoit pour chacun une place et un rôle impératifs, et au contraire de la société libertaire qui vous laisse libre d'inventer votre identité… La véritable chance est de participer à un casting, une sélection darwinienne. L'important est moins d'en sortir vainqueur que d'y avoir participé. Être un « *cast member* » est déjà en soi un statut. On voit le sort réservé à des perdants anonymes que l'on brocarde régulièrement.

- Principe d'élection : au contraire d'une société où l'on acquiert, à force d'efforts, un savoir-faire et donc un statut d'utilité… la société de casting va chercher en vous un éventuel talent caché ignoré de vous-même, un destin : s'il existe, vous serez l'élu, coaché vers le rôle que vous méritez ; s'il est introuvable, vous serez rejeté sans appel dans l'anonymat de masse indifférenciée.

- Principe d'immédiateté répétitive : au contraire de la société méritocrate qui concède, une seule fois, un statut après un patient apprentissage au long cours… dans la société de

© Groupe Eyrolles

casting, tout est rapide, instantané, le succès comme l'échec : un instant de désir, un moment de casting, et vous voilà fixé, *winner or loser,* gagnant ou perdant… Mais il y a toujours une place pour la rédemption, le « come-back », le « relookage », le « coaching », le « reformatage » : « *The same player shoots again* », balle gratuite…

- Principe de célébrité : au contraire de la société égalitaire qui tente de valoriser tous les statuts et rôles… la société de casting distingue clairement deux catégories de gens : une masse amorphe et passive de spectateurs-consommateurs, et les élus sélectionnés immédiatement (même si c'est pour très peu de temps), starisés comme « people » – tout le monde aura les yeux tournés vers vous, vous serez une publicité vivante, un piège à regards, un modèle à imiter.

On reconnaît dans cette société de casting les valeurs clés de la culture nord-américaine, telles qu'elles s'incarnent dans le business comme dans le show-business, le sport, la politique… et que véhiculent chez nous depuis quelque temps les « reality shows » importés des USA.

La société de casting, c'est en quelque sorte devenir un peu plus américain.

De la société de consommation statutaire à la société de casting identitaire

En des temps lointains, les années cinquante, la société de consommation se justifiait elle-même en répondant à des besoins primaires, ce qui n'est plus le cas que pour les plus démunis, qui justement ne peuvent y accéder.

Puis, la société de consommation a progressivement investi les objets de valeurs ajoutées qui fonctionnent comme des

© Groupe Eyrolles

marqueurs d'identité statutaire : « Je possède donc je suis. » La marque s'est progressivement substituée symboliquement au costume et de nombreuses publicités nous le rappellent littéralement en mettant en scène des mannequins uniquement vêtus de simples rubans portant le logo et le nom de cette même marque.

Les biens de consommation sont entrés dans des panoplies, des gammes. La marchandise s'est progressivement « culturalisée » en entrant dans le champ de définition des individus de notre société et de son art de vivre. Une accumulation quantitative de biens matériels, en une panoplie homogène correspondant précisément à un statut, une classe sociale : à chaque statut son « package » de produits et de marques stéréotypés.

Plus récemment, la consommation est devenue marqueur de style de vie, de centre d'intérêt, de communauté d'idées, toujours relativement homogène en une panoplie de sensibilité psychologique. Avec le brouillage des statuts et des identités sociales, la société de casting propose une autre conception de la consommation, toujours stéréotypée mais plus déstructurée, plus éphémère, plus individualisée encore, et plus magique, plus impulsive.

Dans cette logique nouvelle, tendanciellement, les objets sont de moins en moins liés à une fonction ou un statut, mais plutôt à un usage marqué du sceau du désir social qui se manifeste dans la société de casting. Les clients étant devenus pluriels, l'absence de continuité et de cohérence de leur consommation illustre le caractère fragmenté de leurs comportements. Ils achètent en fonction des circonstances et des humeurs : un achat émotionnel, un désir d'objets qui les confortent dans leur toute-puissance et leur droit à se rêver librement une identité sans rapport avec leur réalité.

© Groupe Eyrolles

Et ces produits devenant rapidement obsolètes, selon un cycle de vie raccourci, le jeu devient frustrant, sans fin, toujours renouvelé.

La marque identitaire

Au-delà de la survie matérielle, la lutte pour l'accès à l'existence sociale caractérise la société de casting. Animée par une volonté de puissance, elle poursuit ce « quelque chose en plus » imaginaire, en soi, en propre, cet essentiel au-delà de l'indispensable… Le produit et la marque doivent symboliser cette valeur différentielle de « surcroît » qui différencie le personnage envié, celui qui peut gaspiller. D'où l'importance de la marque aujourd'hui, y compris et surtout dans les milieux modestes.

La marque n'est plus exclusivement attachée à une classe, un statut ni même un mode de vie : elle devient, dans la société de casting, le moyen de se rêver autre… d'où le succès des marques de luxe chez des jeunes très modestes, aux antipodes des bourgeois dont ils s'approprient symboliquement, mais sans être dupes, la peau, le scalp, la dépouille…

Ces logos de marques fonctionnent comme des pourvoyeurs d'un prêt-à-exister, une sorte d'« affirmative action » pour émerger hors de l'anonymat. Ils permettent l'adoption d'un mode de vie axé sur le jeu de rôles d'agents doubles ou triples.

La pensée magique s'est déplacée : nous sommes passés de la simple accumulation d'objets censés récompenser l'effort et concrétiser la réussite conformiste de classe à un choix de style de vie supposé incarner une certaine philosophie du bonheur, à l'ère des objets/costumes adaptés à des rôles, pour que la vie se transforme en film, en émission de télé ou en pièce de théâtre dont nous serions les héros.

© Groupe Eyrolles

La consommation de casting est censée aujourd'hui procurer le grand frisson intense d'une libre métamorphose spectaculaire, une « médiamorphose », transgressant la morale puritaine et les contraintes économiques dans un hédonisme imaginaire où l'on se rêve autre : élu des médias, champion adulé, héros de faits divers, star à la une des gazettes, people au fenestron de la télé... d'où la magie des « produits stars, vus à la télé ».

Si autrefois la banalité du quotidien, sa quiétude, étaient renforcées par le catastrophisme qui les assiégeait dans les messes télévisées du journal de 20 heures, aujourd'hui la tentation d'« exister plus » passe par la volonté de s'exhiber, d'apparaître comme le héros d'une société de spectacle.

Si auparavant les produits étaient définis prioritairement par des valeurs matérialistes (valeur d'usage, durée, gaspillage, patrimoine), associées à un marquage de classe socioéconomique, aujourd'hui, dans la société de casting, les individus s'organisent en fonction du sens qu'ils donnent à leur propre vie. Les objets se voient donc investis d'une nouvelle valeur ajoutée d'être et de paraître.

Dans la société de casting, les objets font exploser leur gangue statutaire de juste récompense en se présentant comme des baguettes magiques pour une métamorphose gratuite, légitimée par le seul désir, justifiée seulement par le talent, le génie et la chance, qui relèvent essentiellement de la grâce... La consommation se joue comme une revanche des « inexistants ».

Dans la société de consommation, l'échelle du prestige, le statut, le standing jouaient des rôles primordiaux parce qu'ils signifiaient l'appartenance à un groupe. Les logos et les marques accordaient le droit d'entrée dans une catégorie sociale, une tribu, un clan. Le bonheur, le bien-être fonctionnaient

© Groupe Eyrolles

comme des idéologies du salut par une égalisation des destins, parallèle à la démocratisation progressive de tous les produits par les prix d'accès, leur valeur de distinction et leur valeur d'usage.

Des moyens et des techniques du « devenir »

Dans la société de casting, les objets de consommation s'inscrivent dans un langage, une combinatoire, des codes à part. Le bonheur est forcément singulier et, dans la singularité, la valeur d'échange symbolique des produits est la plus opérante.

Ce qui s'échange avant tout réside dans cette capacité à devenir : devenir grâce à des produits de métamorphose et devenir grâce à des médias proposant une identité projective idéale rêvée que l'on peut atteindre grâce à un savoir, des techniques, des produits, des accessoires, des conseils, du coaching.

Tout cela pour conférer de nouvelles facettes à la personnalité idéale de ces consommateurs, de nouvelles cordes à leur arc, leur apporter de nouveaux horizons interchangeables sous la forme de projets.

On ne vend plus un produit, une marque ou un média, mais une utopie, une expérience de vie avec laquelle il est permis de jouer un moment. De même, le coaching s'inscrit tout naturellement dans cette tendance, puisqu'il vous vend implicitement une nouvelle expérience de vie, un devenir meilleur.

Des émissions de télévision encouragent à se mettre dans la peau des autres, *Vis ma vie*, la nounou célèbre, le changement de parents. Certains feuilletons explorent les marginalités, pour intégrer, « acclimater » ces nouveaux prototypes sociaux, ces nouvelles identités acceptables, etc.

© Groupe Eyrolles

Toutes ces nouvelles identités sont-elles des masques ou des invitations à se découvrir soi-même ?

Sont-elles les leurres nécessaires d'une société fondée sur l'envie ou l'affirmation d'une nouvelle liberté de choisir son identité ?

© Groupe Eyrolles

Deuxième Partie

Le coaching ou le réalisme capitaliste : je suis une marchandise et j'aime ça

Le développement personnel et les dérives du formatage

« Self-packaging » :
le costume social du
conformisme pour
s'adapter à la demande

Dans ce contexte de brouillage des identités sociales, la promesse du développement personnel apparaît comme l'avènement d'un sujet social « boosté » pour mieux comprendre et utiliser les codes et les rituels sociaux, qui ont tendance à s'atténuer dans une société de moins en moins accueillante.

Développement personnel, self-development

Qu'est-ce qui se développe dans le développement personnel ? En anglais *self-development*, la chose est assez claire : il s'agit du moi, on hypertrophie son ego, une sorte d'ego-building, comme on fait du body building. En français, la chose est plus trouble, le mot « personne » appartient à un vocabulaire humaniste. Il désigne celui qui possède la conscience d'exister, la continuité de la vie psychique, et accède à la dimension humaine en distinguant le bien du mal. On pourrait penser alors que l'élévation spirituelle fait aussi partie de ce développement, ce déploiement de soi, que l'on retrouve dans l'idée de métamorphose chez les insectes.

L'étymologie du mot « personne » nous révèle… *persona*, qui veut dire « masque » en latin. L'acteur, sur scène, parlait à travers ce masque, et certains, comme Paul Claudel, ont cru entendre dans ce mot *per-sonare*, « résonner à travers ».

La psychanalyse nous dit qu'il faut entendre celui qui parle au-delà de ce qu'il dit, c'est-à-dire ne pas réduire quelqu'un à son discours. Elle introduit également, à cette occasion, la notion de sujet de l'inconscient et la distinction entre parole et discours. Le coach veut nous convaincre que l'effort de progrès personnel doit tendre vers la transparence, pour laisser parler l'idée et la voix intérieure énonçant des objectifs. Nous verrons, un peu plus loin, que cette idée de transparence fait partie intégrante du dispositif du coaching. D'un côté, la

© Groupe Eyrolles

psychanalyse : ce qui s'entend dans ce qui se dit ; de l'autre, le coaching : ce qui se voit et se donne à voir.

Une prothèse psychologique

Ce qui est troublant aujourd'hui, c'est la quantité de méthodes de coaching, de self-development qui font appel à l'intuition, à la spiritualité, aux médecines parallèles, aux philosophies orientales, au tarot, au Yi King, à des techniques proches de celles du yoga ou des arts martiaux, des techniques de décontraction ou de concentration et même des techniques de conditionnement, alors que le discours officiel du coaching proclame qu'il ne s'intéresse qu'à l'efficacité des individus au travail. Toutes ces méthodes, ces livres semblent s'adresser avant tout à des insatisfaits, des gens sous stress, des gens bloqués dans des situations de double contrainte. Ils font entrevoir la possibilité d'une amélioration de l'individu, ce qui en apparence est plutôt louable, pour franchir des paliers ou des obstacles, pour le rendre plus adaptable, plus apte, plus performant, plus accompli dans une relation pertinente à son environnement. Ni recette miraculeuse, ni thérapie de la réussite obligatoire, ni bonheur garanti – en principe, ils se concentrent sur la part sociale et professionnelle de l'individu, c'est-à-dire celle où il y a le plus de codes en jeu, mais, nous le verrons, ils sortent naturellement du cadre qu'ils se sont fixés.

Leur démarche est purement fonctionnelle, disent-ils, comme si l'existence se réduisait à un ensemble de codes, un parcours reconnu, à un moment donné, une intention simple, relative au *problem solving* : la résolution méthodique des problèmes par l'accompagnement, qui voudrait faire croire comme dans les thérapies comportementalistes que la disparition du symptôme équivaut à une « guérison ». Comme si le sujet se réduisait à sa part sociale compétitive et que tous les attributs de l'ascension :

© Groupe Eyrolles

notoriété, responsabilité, statut avaient définitivement pris le pas sur le reste, ce qui nous rend humain.

La culture de l'aveu

L'accomplissement personnel sort systématiquement du cadre professionnel, des objectifs et des enjeux de la carrière, pour être au meilleur de soi, pour exprimer pleinement son potentiel en accord avec ses motivations profondes. Dans ce vocabulaire, on retrouve la structure même de l'aveu extirpé de l'individu : quelles sont vos motivations profondes ? Une fois l'aveu exprimé, on fixe des objectifs et des moyens pour y parvenir. Chefs d'entreprise, cadres, fonctionnaires, artistes, leaders politiques ou sociaux, sportifs, Français moyens, tous peuvent avoir recours à ces techniques pour augmenter leurs performances et se débarrasser de tout ce qui fait entrave entre eux et le succès. Les raisons qui conduisent au coaching sont toujours les mêmes, cela va de la fragilisation à l'accident de vie, de l'amélioration de ses performances à la volonté de puissance, des problèmes relationnels aux conduites d'échec, comme la « peur de gagner », cette fameuse peur des tennismen, qui fait trembler leur bras au moment du service gagnant.

Un statut flou

Les contours de son statut sont flous : tour à tour conseiller, entraîneur, motivateur et thérapeute, le coach est là pour libérer un potentiel contrarié chez le coaché contre espèces sonnantes et trébuchantes. C'est une sorte de psychologue qui se concentre sur le social, en référence à l'histoire personnelle de l'individu en termes de travail, en référence à ses relations sociales actuelles et enfin à la projection dans une vision prospective de l'individu. Comprendre et utiliser les codes sociaux

© Groupe Eyrolles

pour parvenir à ses objectifs, quoi de plus naturel en somme dans une société de compétition. Un sujet réduit à sa plus simple expression dans une ambiance de « darwinisme social » pour vaincre l'autre et en même temps éradiquer l'autre en soi.

Le plus ironique dans l'histoire est que toutes ces techniques se présentent sous un jour humaniste. Alors que c'est l'extermination radicale de toute altérité qui est garantie si l'on poursuit ces techniques jusqu'au bout. Alors que, pour bien se comprendre, c'est-à-dire comprendre l'être en soi, le sujet du temps, il faut certes partir d'une intention qui n'est pas un aveu mais également choisir un canal intellectuel ou émotif pour tendre vers une connaissance.

Comment en est-on arrivés là, et surtout faut-il brûler les coachs pour autant ?

© Groupe Eyrolles

1.

La société de formatage et son fonctionnement

La peur de l'exclusion : le moteur de l'adaptation

La peur de l'exclusion

À la question : « Pensez vous que vous puissiez un jour devenir un sans-abri ? », près d'un Français sur deux (48 %) répond oui[1].

Comment répondre à cette nouvelle société de marché, une société centrifuge, une société qui fait peur, sans pitié pour les perdants, une machine à fabriquer de la précarisation et de l'exclusion ?

Avec la disparition progressive de l'État-Providence, des grands narrateurs médiatiques, des dispensateurs de sens, la baisse d'influence des grandes institutions comme la religion, la famille, l'éducation, chacun doit assumer son destin, sa santé, son adaptation psychologique et inventer sa propre identité. Si

---

1. Enquête BVA 2006 au profit d'Emmaüs parue dans le quotidien *Le Monde*.

© Groupe Eyrolles

autrefois la culpabilité était un puissant moteur pour agir dans le cadre d'une discipline rigoriste, sous l'œil des adultes, aujourd'hui la nouvelle génération est sommée d'être responsable, capable d'initiatives, et ce qu'il en résulte est une peur de ne pas être à la hauteur de ses propres exigences et des exigences de l'entreprise. Une peur de ses propres insuffisances, qui peut conduire à des pratiques régressives comme l'«adulescence» ou, plus grave encore, à la dépression.

Nous assistons à une privatisation rampante de l'accompagnement. Les prises en charge des fragilités sociales deviennent des produits comme les autres. Dans une société de jungle compétitive, l'individu se fragilise, se précarise, éprouve un stress qui se traduit très facilement en une souffrance psychique et il finit par développer une volonté d'intégration positive à la société telle qu'elle est, pour y gagner une identité collective, un statut, un rôle, une subsistance et une protection. Quoi de plus naturel et légitime en somme ? Mais tout cela s'opère en échange d'une acceptation ultraconformiste des règles collectives de comportements. C'est l'une des tendances déjà bien installée que l'on a pu observer et décrire dans nos études de socio-trends au sein de l'Observatoire des tendances du CCA[1] : la société de formatage.

L'acquisition de critères performants pour une adaptation optimale à la société de marché, compétitive et libérale

Contre la vulnérabilité, due à l'isolement des individus, l'affaiblissement des liens familiaux, le spectre du chômage, la priorité est accordée à l'intégration sociale réussie dans la moyenne

---

1. Centre de communication avancé.

© Groupe Eyrolles

générale pour se sentir en sécurité. Il faut, sans états d'âme et sans remettre en cause les lois darwiniennes de la compétition de tous contre tous, essayer de survivre. Pour cela, il faut entrer dans la société du risque zéro, en éliminant systématiquement tout imprévu de sa vie. Choisir le bon cap et suivre le droit chemin avec patience, pas à pas, en apprenant à se maîtriser en permanence, conduisent au bon équilibre et au juste milieu contre tout excès impulsif ou passionnel. La maîtrise et le contrôle de soi sont essentiels dans cette quête de l'équilibre. Il faut donc apprendre à planifier et à « manager » sa vie rationnellement avec esprit de méthode, de sérieux et de méticulosité, en bon obsessionnel. Pour y parvenir, l'adoption d'une panoplie de règles, de rituels, de signes doit concrétiser l'adhésion sans réserve au conformisme du milieu social dans lequel on évolue.

La nécessaire marchandisation de soi, le « repackaging » d'un moi performant

Comment qualifier notre culture du chacun pour soi ? Sommes-nous devenus américains pour autant ? Une culture définie autour d'un individu en compétition avec tous les autres, qui atomise la société en particules élémentaires ou en un archipel d'îlots étrangers les uns aux autres, des petites communautés revendiquant chacune le statut de l'ultime victime. Toutes ces réalités se conjuguent au singulier. La performance individuelle est devenue le noyau central de notre existence au détriment du lien social. La coopération, la solidarité, la cohésion sont des mots qui font sourire, ils n'appartiennent plus désormais qu'au vocabulaire du sport, le simulacre de l'être ensemble. La culture du développement de soi a largement contribué à cette débandade. En effet, il s'agissait après la guerre 1939-1945 aux États-Unis de fondre des populations

© Groupe Eyrolles

venues de tous horizons, dans un « melting pot » de cultures éloignées, de les convaincre que l'autoréalisation, le « self-made man » était le modèle unique de l'« *American way of life* » pour éviter les conflits, le clash entre systèmes de valeur incompatibles, et les convaincre également de réduire à l'état de folklore inoffensif toute manifestation authentiquement culturelle de ses origines.

En effet, l'instance tutélaire devient une figure attractive dans un monde déboussolé et, quel que soit l'échelon dans lequel vous opérez, le coaching est là pour vous aider à être performant au sein d'un nombre faramineux de contraintes, sans jamais au grand jamais les remettre en cause. Le coaching est conformiste par essence en ce qui concerne la société et révolutionnaire pour ce qui vous concerne ; il vous promet qu'il n'y a pas de problème sans solution et qu'on peut se métamorphoser à volonté. Cette adaptation nécessite l'acceptation de se former et de se transformer avec orthodoxie et pragmatisme pour apprendre à jouer son rôle, conformément aux critères du casting social, sous l'autorité indiscutée de coachs, de modèles et « *case stories* »[1] exemplaires et de manuels *How to*, (« comment faire… », « comment devenir… »), remplis de recettes. Ce formatage se traduit par une autoprogrammation volontaire, celle d'un conformisme positif et constructif de sécurisation pour vivre en synchronie avec les autres.

Dans chaque *curriculum vitae* aujourd'hui, on peut lire en filigrane :

« Faites-moi une place, acceptez-moi au sein du troupeau, marquez-moi de signes, certifiez-moi, agréez-moi, donnez-moi une tribu, un clan, dites-moi le bon sens commun en vigueur

---

1. Cas d'école.

© Groupe Eyrolles

chez vous, votre personnalité collective sera la mienne. J'échangerai de la soumission contre un paternalisme protecteur, donnez-moi les forces de votre groupe, travaillons ensemble à me rendre plus adaptable. Aidez-moi à avoir tout juste selon vos critères, aidez-moi à peser le pour et le contre, clarifiez-moi les règles du jeu, indiquez-moi le juste comportement, je me fais fort de m'occuper de ma psychologie, laissez-moi une chance de me remodeler, de me fondre dans le moule, dites-moi ce qu'on attend de moi. »

« Dites-moi ce que je vaux »

Cette expression résume à elle seule l'enjeu du coaching, celui d'une réification volontaire, d'une « chosification », d'un individu quantifiable à souhait, soumis à l'évaluation permanente à travers les critères de l'entreprise. Une entité bien commode par son anonymat pour faire avaler la pilule du sacrifice de sa personnalité à l'autel du comportementalisme conformiste entrepreneurial. « Une culture qui fait masse sans faire lien[1]. »

La mise en place d'un système de contention sociale

Les valeurs fondamentales de la société de formatage sont la sécurité, l'acceptation de l'ordre des choses, l'apprentissage de la compétition, de la sélection sociale, du « casting » dit-on aujourd'hui pour effacer le traumatisme de l'élimination. Tout est encore et toujours affaire de vocabulaire dans le coaching. Le coach se présente comme un maïeuticien, disciple de Socrate, le philosophe qui « accouchait » les esprits. Il propose

---

1. Roland Gori et Pierre Le Coz, *L'Empire des coachs, une nouvelle forme de contrôle social*, Paris, Albin Michel, 2006.

© Groupe Eyrolles

une technique de l'interrogation, visant à faire réfléchir les individus sur eux-mêmes afin qu'ils prennent conscience de ce qu'ils savent implicitement pour chercher et connaître leurs facultés, élaborer leurs propres solutions, non pas pour s'élever intellectuellement mais pour élaborer des réponses pragmatiques aux exigences d'un environnement.

Le coach part du savoir-faire des individus, de solutions, de recettes, d'exemples, de guides pas à pas, de pédagogie, de modèles à suivre, d'apprentissage, de challenges, d'objectifs, de performance, d'efficacité sans jamais remettre en cause l'équilibre, le juste milieu, le compromis, au nom de la raison, au nom du calcul. Son objectif caché, son agenda secret est de coloniser le savoir-vivre des individus en leur suggérant les mêmes recettes dans leur vie privée et intime. Avec la tentation ou la prétention spiritualiste de certains coachs d'annexer le savoir-être des individus qui naïvement leur confient les rênes de leur moi blessé ou en difficulté.

De plus, le coaching, en jouant sur des champs sémantiques et des pratiques médicales psychologiques, célèbre le sacre de l'interpénétration des pratiques managériales et pathologiques. Grâce aux « mental coach », « life coach », « family coach », « love coach », « business coach », le coach devient un prêtre directeur de conscience, un flic émotionnel, un chirurgien de l'âme et un médecin du bien-être mental, physique, économique et social.

Le modèle nord-américain

Chez les Américains, ce modèle socioculturel est historique. Il est fait de formalismes, de procédures en tout genre, de besoin de garde-fous. Il faut agir *by the book*, « selon les règles établies », signer des décharges à tout bout de champ, parler

© Groupe Eyrolles

couramment le politiquement correct et trouver les bonnes conduites qui ne permettent aucune mauvaise interprétation. Bref, il faut coaguler le discours pour éviter le « backlash », le choc en retour et la condamnation par le juridisme qui règne en maître sous ces latitudes. Ces conduites sont certes nécessaires pour la définition d'un nouveau modèle d'intégration positive, un gain d'identité dans le casting social, une neutralisation de tous les conflits, une pacification en douceur des rapports sociaux, mais elles se font au profit d'une philosophie de banc de poissons. Elles représentent des risques de rigidité sociale, d'hyperconformisme, de panurgisme, de croisade hygiéniste, dont on a vu l'efficacité fulgurante concernant le tabac et l'interdiction faite aux fumeurs de fréquenter les lieux publics. Une société faite de références normatives, d'intériorisation accompagnée de ces mêmes normes, qui donne la part belle aux coachs, détenteurs des clés du succès, qui vous mettent sur la voie de l'intégration civique, qui vous décernent des passeports de normalité au sein de l'entreprise et vous donnent une vision constructive grâce au « positive thinking » et à la visualisation du succès. Une société uniquement préoccupée par ses rituels sociaux, ses signes de distinction, ses mœurs policées, ses bonnes manières, qui fait systématiquement l'éloge de la « vaseline sociale » au détriment de tout ce qui fait culture, de la formation de l'esprit et de la vie intellectuelle.

Faut-il pour autant brûler les coachs ?

© Groupe Eyrolles

2.

Comment profiter de la crise des processus de subjectivation

L'instauration de la confusion profite au coaching et sa bureaucratie mentale

En 2005, le marché du coaching professionnel en France était estimé à environ quatre-vingt-dix millions d'euros, selon la Société française du coaching. Un marché en pleine expansion selon le mot du président de la SFC.

Quand on se promène, tel le Candide moyen, sur des sites médicaux de référence comme *Doctissimo*, on est d'abord surpris de trouver une entrée correspondante à ce thème, et l'on peut lire des choses plutôt édifiantes sur le coaching. L'illusion du self-development se traduit dans la nature de ses promesses : il semble être la panacée au mal-être, il promet d'améliorer ses relations avec les autres, d'optimiser ses capacités, de vaincre ses petits défauts, de s'affirmer, de se sentir bien dans sa tête, d'apprendre à se connaître, de cultiver son moi. Le travail sur soi cher aux psys n'est pas loin, se débarrasser du fardeau du passé en en parlant à des amis, se rendre disponible pour développer sa créativité et son intuition (cuisine, écriture, etc.).

© Groupe Eyrolles

En bref, le self-development promet le bonheur : la croissance personnelle et la réalisation de son potentiel. Il faut lutter contre l'autodénigrement, alors l'estime de soi, chose on ne peut plus louable, devient, dans le langage du self-development, se traiter soi-même et se comporter en star, en pleine ascension, riche de succès, une star qui positive et voit la vie en Prozac. La modification volontaire de la perception de l'environnement fait partie des armes, des stratégies d'adaptation à un environnement qui vous contrarie. Il ne faut jamais attaquer le problème de manière frontale. Le risque est trop grand. Pas de catharsis, juste une série d'ajustements à la réalité, une recherche constante de petits plaisirs, de petites récompenses pour équilibrer les corvées quotidiennes, sa petite dose d'endorphine, les hormones relaxantes, pour amortir le poids du réel. Le fonctionnement de l'individu – la parfaite femme au foyer ou le mari idéal sorti tout droit des publicités guimauve – doit se calquer sur celui d'un objectif d'appareil photo automatique, qui fait le point et s'ouvre en fonction de la luminosité ambiante, pour donner la bonne réponse et prendre la bonne photo.

Cette instrumentalisation de l'individu est la clé des mécanismes d'assujettissement à l'idéologie du self-development. Une fois que l'on a compris les bénéfices que l'on pouvait tirer de ces modèles, instrumentaliser et manipuler l'autre ou soi ne posent aucun problème moral, puisque c'est au nom de l'harmonie générale et d'un habillage humaniste que tout se fait. De plus, grâce à la maîtrise de votre sensiblerie, une sorte d'anesthésie mentale vous permet de devenir de moins en moins perméable à la souffrance de l'autre. Difficile de dire non, non ?

Et quand on se promène sur des sites plus « professionnels », comme celui de la Société française de coaching, on trouve

© Groupe Eyrolles

ceci : la Société française de coaching est une association régie par la loi 1901. Ses membres, qui exercent en profession libérale ou en cabinet conseil, sont « accrédités », c'est-à-dire « évalués » par un jury issu de l'association, il s'agit donc d'une simple cooptation.

La volonté hégémonique est affichée par la pluridisciplinarité et la variété des provenances de ses adhérents, sciences humaines et sociales : psychosociologie, analyse transactionnelle (AT), programmation neurolinguistique (PNL), analyse systémique, psychanalyse, consultants en ressources humaines, psychologues comportementalistes, anciens dirigeants, ingénieurs, médecins… on peut déjà entrevoir l'étendue du champ couvert.

L'ambition affichée est de « devenir une référence aux yeux des entreprises et des pouvoirs publics pour dire ce qu'est le coaching et aussi ce qu'il n'est pas » ; visiblement le message n'a pas dû passer, le mot « coaching » étant utilisé à toutes les sauces par des gens qui n'ont ni formation spécifique ni diplômes reconnus.

C'est une activité tenue au secret de la confession, et l'on voit que le mot de directeur de conscience n'est pas un abus de langage ou une exagération et que l'intégrité de ces individus dans le cadre déontologique d'une simple association est difficilement crédible.

Faut-il pour autant brûler les coachs ?

Coach et psy : deux pratiques antinomiques…

Les conditions objectives du développement du coaching existent : la montée de l'individualisme, la perte des repères collectifs, les cycles de vie et les changements de la vie personnelle

© Groupe Eyrolles

et professionnelle s'accélèrent. Confronté à un quotidien complexe, imprévisible et déstabilisant, à une société en perpétuel mouvement où tout s'accélère, chacun cherche à se rassurer et à se construire un nouvel équilibre ou à combler ses carences. Au lieu de prendre en main son destin, de donner un sens à sa vie, le coaching apparaît comme une solution de confort. Se reposer sur un professionnel est un abandon de souveraineté, une entrée en servitude volontaire pour une simple gestion de vie, sans jamais évoquer les causes profondes du malaise, mais toujours avec la promesse d'une révélation d'un potentiel. On voit se dessiner la part de croyance nécessaire pour adhérer à un tel projet. Autant le psychanalyste apparaît comme quelqu'un qui va vous aider à fouiller en profondeur dans votre histoire personnelle pour faire sens, autant le coach prétend qu'il ne s'intéresse qu'à l'élaboration de réponses rapides, à tous les blocages qui vous ralentissent dans votre progression, une « speed therapy » en quelques séances à partir d'outils ultrasimplistes en dehors de toute construction de sens. La relation dans la technique psychanalytique, au-delà de l'interprétation, a pour but de permettre au sujet de vivre de nouvelles expériences avec une nouvelle catégorie d'objets situés dans un espace potentiel, alors que le coach renvoie systématiquement à des situations codées et stéréotypées. Dès que le coach constatera une trop grande résistance à son conditionnement, il vous dirigera de toutes façons vers un psychiatre, un psychanalyste ou un psychothérapeute comportementaliste.

Le brouillage des cartes profite au coaching, il autorise la confusion et la superposition progressive de ce qui autrefois appartenait à des domaines de conscience ou des champs de savoir bien distincts. Il reprend à son compte toutes les techniques psychologiques d'écoute et de questionnement, les techniques de

© Groupe Eyrolles

« recadrage » : comment présenter un problème en vue d'une décision, la reformulation, au service de la « reprogrammation » des individus, la modification de la volonté, une forme de conditionnement acceptée, prétendument compatible avec ses choix personnels et ses valeurs. Le travail essentiel du coach est de transformer la perception du coaché en lui faisant comprendre que toute faille dans sa personnalité est une défaillance, un manquement, un défaut de fabrication.

Le coach travaille à la « fabrique » d'un nouveau moi, un moi plein, sans lacune, sans fêlure, inexpugnable, insensible à sa propre souffrance, pour se dépasser non pas dans un acte créateur, mais au nom de la sacro-sainte performance. Le coaching sous-entend que la vie humaine n'est ni un droit ni une valeur en soi, mais le fruit d'un combat permanent contre soi-même, perclus de faiblesses coupables, et contre les autres dans une société jungle. Il va montrer la voie royale, effacer tout ce qui est constitutif d'un individu et de son histoire au profit de l'émergence d'un individu sans histoire, sans passé. Le clone de lui-même, le spectateur de sa propre vie, débarrassé des scories de l'existence, de ses émotions réduites à des faiblesses qui le trahissent, de tout ce qui fait sa consistance, c'est-à-dire de son savoir-vivre au sens propre du terme.

De plus, pour ajouter encore à la confusion, certains psychologues et certains psychanalystes peu scrupuleux, pour profiter de cette mode et pour accéder au monde de l'entreprise, se déclarent coachs, ce qui ne simplifie pas les choses pour tracer une limite entre les deux approches et les deux professions.

Profiter du règne de l'insatisfaction

Le moteur de ce formidable engouement pour le coaching est la non moins formidable insatisfaction généralisée d'individus

© Groupe Eyrolles

livrés à eux-mêmes. Le coach aborde des questions essentielles, celles de la douleur, de la souffrance et de l'embarras de se sentir impuissant à se satisfaire soi-même et à satisfaire ses proches. Tout cela constitue autant de raisons pour accéder à une vie meilleure, financièrement, mentalement, physiquement et spirituellement, pour « augmenter vos capacités et vos pouvoirs ». Vouloir posséder ces pouvoirs est une intention louable, un but désirable par tout le monde, une intention basique, non ?

Le vocabulaire employé, l'ambiguïté des relations entre le coaching et la psychologie ou la psychanalyse font croire que le coach est un être supposé savoir. Il joue d'autant mieux avec les paradoxes, les oxymorons, comme « l'approche émotivo-rationnelle » : l'émotion et la raison enfin réconciliées pour accéder à la face cachée de notre être. La rhétorique est tellement bien rôdée que le self-development peut servir de clé d'entrée pour le recrutement de nouveaux adeptes dans des sectes comme la scientologie ou de nouveaux clients pour des pratiques paramédicales parfois dangereuses pour la santé des individus.

Tout se fonde sur un mirage psychologique bien connu, qui faisait sourire dans les années cinquante et soixante, où des instituts, forts de leur expérience américaine, se proposent de vous débarrasser de votre « faux personnage », cette horrible tortue qui voit tout en noir et qui vous ralentit dans votre ascension vers le sommet. Ils veulent vous persuader que : « Chaque être possède en soi, aussi sûrement que le sang dans les veines, des qualités insoupçonnées, qui, une fois dégagées, modifient de fond en comble le personnage que l'on a toujours cru être. » Ces instituts comme l'Institut Pelman, l'ancêtre de la pensée positive, dont on voit encore la trace dans de vieilles publicités déchirées dans les vieux *Reader's Digest*, vous proposent de faire

© Groupe Eyrolles

surgir cet être de lumière prisonnier des forces des ténèbres, cet être « plus profond, plus grand, plus capable, celui que l'on ignore, qui n'a pu encore s'extérioriser, notre vrai personnage, celui qui attend de prendre sa place ». Celui qui est prisonnier de votre salaud d'inconscient qui vous plombe la vie. L'identification narcissique à l'idéal du moi est la manière la plus sûre de vous débarrasser de cet encombrant partenaire qui vous fait douter de vous-même et, pire encore, douter de votre condition.

Car il s'agit bien de condition et de conditionnement au nom d'une morale de l'adaptation. Sous la pression d'un contexte sociologique, particulièrement favorable à l'émergence du discours du self-development, marqué par la précarité d'un individu flexible, jetable, éphémère, malléable, contingent et vulnérable, soumis à tous les stress de la Terre, le formatage volontaire s'impose comme une solution à tous les maux.

La première escroquerie est de vous faire croire que le monde extérieur et surtout celui de l'entreprise sont une donnée immuable, intangible, avec laquelle il vous faut composer. La loi du marché est une loi d'airain qui n'a rien de légal, mais qui repose sur une formidable croyance, qui conduit à considérer sa propre vie, son existence comme une entreprise, et il convient de devenir le patron de sa propre vie pour qu'elle devienne performante.

La deuxième escroquerie est de faire croire que vous seul êtes responsable de vos défaillances, que la culture de l'accompagnement va résoudre vos problèmes de solitude, de stress, de responsabilités pour les transformer en joies, satisfactions personnelles et professionnelles. Et c'est bien là que le bât blesse, les satisfactions promises relèvent aussi bien de la sphère professionnelle que de la sphère privée. L'idée de la

© Groupe Eyrolles

performance élevée nécessite un accompagnement, « c'est une question d'attitude » vous disent-ils, il faut oblitérer votre mentalité de timoré qui a peur de la réussite, peur du succès, grâce au respect scrupuleux de votre « road book », votre guide-âne vers le bonheur global, l'accroissement de votre rayonnement naturel, votre charisme.

La troisième escroquerie est reliée à la croyance en une métamorphose spectaculaire. Le coach a fini par vous convaincre que la chenille que vous êtes va progressivement se transformer en une chrysalide, le temps de l'œuvre au noir, pour se fabriquer une identité de papillon étincelant qui prendra son envol. Ce qu'il oublie de vous dire, c'est que le papillon de la farce, c'est toujours la même chenille-individu qui, fascinée par la lumière, va finir calcinée au-dessus de la première lampe halogène venue.

Faut-il pour autant brûler les coachs ?

Le coaching emprunte pratiquement à tous les domaines, couvrant ainsi la variété des styles de vie en se posant la question du comment (réussir), mais jamais du pourquoi

Les promesses portent sur toutes les constructions d'une identité performante selon les attentes et les aspirations de chacun. Pour chacun des domaines, l'acquisition de compétences et performances est assurée par des boîtes à outils pratiques, une série de modélisations, votre nouveau moi sur mesure est au bout des séances, il ne demande qu'à vous rencontrer. En faisant le tour de la carte, vous pourrez sans doute devenir « coach de coachs ».

© Groupe Eyrolles

© Groupe Eyrolles

Coaching « Comment devenir une star »	**Coaching** Mise en scène de soi Relooking	**Coaching** Séduction	**Coaching** Management de l'humeur, de la colère, etc.	**Coaching** Priorités de vie	**Coaching** Utilitaire Aménager l'espace
Coaching Compétition Performance Sportif	**Coaching** Self-assertion	**Coaching** Networking Créer des réseaux	**Coaching** « Éducation comparative » Apprentissage	**Coaching** Self-esteem	**Coaching** Vie quotidienne (cuisine, etc.)
Coaching Compétences Vendre et « se vendre »	**Coaching** Adaptation Caméléon	**Coaching** Négociation Analyse transactionnelle	**Coaching** Intégration	**Coaching** Codes sociaux	**Coaching** « Terroirs »
Coaching Management	**Coaching** Résilience	**Coaching** Participation	**Coaching** Sélection Entretiens CV	**Coaching** Optimisation de ses atouts	**Coaching** Convaincre Rhétorique
Coaching Innovation Visualisation créatrice	**Coaching** Self-expansion	**Coaching** Relaxation, massage Arts martiaux, Yoga, etc.	**Coaching** PNL « Bonne réponse » « Recadrages »	**Coaching** Self-building	**Coaching** Legal
Coaching Création artistique Art thérapie	**Coaching** Zen soul Marketing Méditation soufie Chamanisme	**Coaching** New concept Oniromancie Bioénérgie Chakras	**Coaching** Arbitrage	**Coaching** Gestion du changement	**Coaching** Biblio-archives Généalogie

Profiter de la souffrance professionnelle croissante

Le monde du travail est accusé de tous les maux parce qu'il cristallise toutes les contradictions de nos sociétés. Il est devenu le lieu du manque de confiance en soi. Le stress, l'anxiété, les angoisses, la timidité s'y retrouvent abondamment et, comme d'habitude lorsque des problèmes apparaissent dans cet univers, le déni et la dénégation s'installent, et il suffit de formuler le contraire, qui devient un but à atteindre, et d'avoir une méthode pour y parvenir et la machine est relancée. Le travail devient alors un lieu de bien-être, de santé, de réussite et d'accomplissement personnel. Il n'en est rien malheureusement. Le stress tue et les chiffres des suicides récents au sein des entreprises françaises en 2007 sont là pour en témoigner.

Personne n'est à l'abri du « burn out », de l'anéantissement, provoqué par une série de causes toutes aussi destructrices les unes que les autres :

- La course à la productivité, les restructurations économiques, la réorganisation et la rationalisation des tâches, l'augmentation rapide des charges de travail.
- Le traitement inéquitable des collaborateurs.
- L'isolement dû à la compétition permanente entre membres d'une même équipe, les difficultés relationnelles, le constat que l'idée même de collectif disparaît progressivement, que la solidarité est devenue une utopie au sein des entreprises.
- Le sentiment que, soudain, l'on n'est plus à la hauteur des nouveaux objectifs de son travail, que l'on ne peut plus faire face à la pression économique ou aux conditionnements sociaux, que l'entreprise n'est plus que le révélateur de sa dévalorisation permanente.
- Le sentiment que tout ce qu'on fait est mal ou inutile, l'absence de vision ou de contrôle sur son propre travail, le

© Groupe Eyrolles

rétrécissement progressif de son champ d'action, le flou ou l'absence de définition ou de description de son travail.

- La certitude que ses compétences sont devenues obsolètes, que l'on est obligé de mentir pour cacher ses faiblesses ou ses manques.

- Le sentiment que le poids des responsabilités vous étouffe, que les nouvelles technologies ne sont là que pour vous aliéner davantage au lieu de vous libérer l'esprit.

- L'inadéquation croissante entre vos valeurs et celles de l'entreprise, incapable de créer ou de construire de la motivation.

- Le manque de reconnaissance en termes de salaires, de mise en valeur personnelle ou de promotion qui conduit au déni de soi.

La souffrance professionnelle devient insurmontable pour beaucoup. Le harcèlement moral qui accompagne le réajustement, c'est-à-dire la mise au pas des collaborateurs d'une entreprise, désignés comme les maillons faibles, se répand. Les malveillances des petits chefs finissent par convaincre que c'est l'individu lui-même que l'on met au rebut, comme une machine qui a fait son temps et que l'on envoie à la casse.

« Outre les 2 300 et 3 600 décès par an par suicide ou accident cardio-vasculaire, l'INRS (l'Institut national de recherche et de sécurité) considère que 400 000 maladies et 3 à 3,5 millions de journées d'arrêt de travail sont provoqués par le stress professionnel. Coût social estimé : entre 1,2 et 2 milliards d'euros par an[1]. »

© Groupe Eyrolles

---

1. Enquête du *Nouvel Observateur* par Martine Gilson.

Je suis une cellule de crise à moi tout seul

Les coachs interviennent souvent dans ce type de situations sans avoir ni les compétences ni la formation nécessaire pour répondre à la souffrance, à la somatisation de ces personnes soumises à un stress intense et destructeur. Ils parlent dans leur littérature de « modérateurs de stress », conseillent une vie plus hygiénique, une alimentation équilibrée, des heures de sommeil suffisantes, une activité physique choisie par plaisir, tout ce qui peut représenter une source d'« émotions positives », rechercher des « soutiens sociaux » ou « diversifier les investissements ». On se croirait à la Bourse.

Faut-il pour autant brûler les coachs ?

Du coach sportif au coach de vie quotidienne

Le coach sportif a exporté au monde de l'entreprise ses techniques de conditionnement, de préparation mentale, pour mobiliser les ressources et le potentiel au service de la performance, pour se sentir rentable et productif. Le coach est devenu un « stratège de la mentalisation », de bien grands mots pour dire qu'il va vous encourager sur le chemin de la conquête de votre nouveau moi invincible et indéfectible, celui qui appartient à la culture du « winner », l'éternel gagnant. Le besoin de dépassement existe chez tous les individus, de là à transformer ce besoin en état permanent, il y a des limites. Certes, il vaut mieux être dynamique que passif, comme il vaut mieux être riche et en bonne santé que pauvre et malade. Le coach par le surlignage des faiblesses de l'individu ne fait que renforcer le grand courant de médicalisation de la société. En effet, le faible être que vous êtes est malade : on va vous soigner, vous réparer comme une machine qu'il faut remettre sur le droit chemin par une programmation adaptée à vos objectifs.

© Groupe Eyrolles

Pour que cela se passe en douceur, il faut l'habiller de bons sentiments. Le coach est souvent quelqu'un qui « est passé par là », qui a subi des échecs et qui s'en est sorti, c'est un peu le grand frère qui va vous donner des conseils sur le ton de la confidence, sans jamais passer par le mode autoritaire, il ne manquerait plus que ça. Le défaut fondamental réside dans le fait que le coach ne s'arrête pas au monde de l'entreprise, il va vous convaincre qu'il peut prendre en charge l'appréhension de votre style de vie global, qu'il va vous refabriquer une identité performante dans tous les domaines.

Cependant, l'objectif premier du coach est de synchroniser vos besoins, vos ambitions, vos désirs à ceux de l'entreprise. Il s'agit bien de vous rendre compatible avec les valeurs et les attentes de l'entreprise au nom de la sacro-sainte rentabilité économique. Ce n'est pas de votre épanouissement personnel qu'il s'agit, mais du bonheur économique de l'entreprise qui vous paie vos séances de coaching.

Faut-il pour autant brûler les coachs ?

Mon entreprise, c'est moi : l'instauration de la confusion

Prise en charge des problèmes relationnels ou émotionnels, personnels ou professionnels, le coach promet de vous guérir en quelques séances.

Gestion du stress, recherche d'emploi, crise existentielle, recherche de l'âme sœur, « relooking », résolution de situations conflictuelles, conduite du changement, reconversion professionnelle, optimisation des performances, cohésion et dynamisme d'une équipe, nombre d'entreprises ont recours à un coach pour optimiser le potentiel des dirigeants et de leurs équipes.

© Groupe Eyrolles

Le coach est là pour vous aider à acquérir des réflexes comportementaux, à donner la bonne réponse au bon stimulus, pour circonscrire, visualiser et dissiper tous les obstacles. De toute façon, vous incarnez cet être incomplet tel qu'il est décrit dans la Bible (le Livre de Daniel à propos du roi Belshatsar) : « Tu as été pesé dans la balance et trouvé insuffisant. »

Pour vous en sortir, le coach va vous proposer, à vous le pèse-peu, de travailler sur vos faiblesses grâce au « visioning » (la visualisation) et à ce qui ressemble à une bonne vieille méthode Coué, le « positive thinking », pour fossiliser le lien spéculaire entre votre moi et votre idéal du Moi, un sujet sans faille, sans autre désir que des objectifs de performance ou de domination définis à deux.

Le coach se veut donc le promoteur d'une philosophie de la vie privée. Au cas où vous auriez un éclair de lucidité et la folle ambition de donner un sens à votre propre vie, laissez tomber, il est là aussi pour ça. Il va vous expliquer l'absurdité de la « course du rat », cette poursuite sans but ni récompense, auto-destructrice, ces efforts futiles et désordonnés pour vous échapper de situations de double contrainte au travail, cette paralysie devant des choix cornéliens, cette agitation improductive, ce bruit permanent qui vous anéantit et qui ne permet aucune réalisation individuelle ou collective.

Il va vous raconter en Technicolor les dégâts de la trop forte pression sociale, le doute qui ronge, l'anxiété qui désarme, l'angoisse de ne pas être à la hauteur, le tourment provoqué par le non-dit dans l'entreprise, la paranoïa due à l'absence de repères. Vous, l'être en souffrance, il va vous écouter, vous soutenir, vous sécuriser comme dans une escalade en montagne, il va vous aider non pas à vous dépasser – ce serait trop beau – mais à vous normaliser, masquer vos faiblesses, vous

© Groupe Eyrolles

remettre dans une boîte acceptable. Il va dénouer les situations, comme il va dénouer votre corps. Toutes les métaphores de l'écoute du corps, de la relaxation, du yoga sont utilisées pour faire croire à la transparence à soi-même. Il va vous aider à ne pas contaminer le reste de l'équipe en réalisant votre potentiel humain. Il va vous aider à intégrer et à renforcer les notions essentielles du self-development : « self-assertion », « self-responsibility », « self-reliance », « self-autonomy », « self-esteem » (affirmation de soi, responsabilité, autonomie, estime, ne compter que sur soi), qui concourent toutes à vous faire croire que vous pouvez vous en sortir tout seul, qu'il suffit de libérer le superman ou la superwoman séquestrés en vous pour que tout aille bien dans votre vie.

Faut-il pour autant brûler les coachs ?

© Groupe Eyrolles

3.

Les enjeux de l'« ajustement social »

Le but avoué du coaching : la bonne intégration des néoprolétaires

La problématique du coach et du coaché

Pour bien comprendre la problématique du coach et du coaché, voici le petit carré magique de l'ajustement :

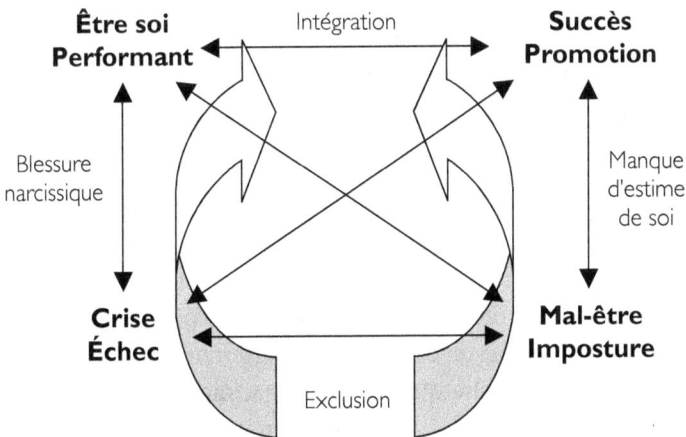

© Groupe Eyrolles

Ce sont les situations où le coach va vous aider à surmonter une petite crise passagère, une situation de blocage, une bouffée d'angoisse, de nouvelles responsabilités, un changement d'orientation dans votre carrière, quand vous avez envie de tordre le cou à un collègue ou à votre employeur, etc. Comment passer d'un sentiment d'exclusion à un sentiment d'intégration au sein de l'entreprise et de ses valeurs grâce au « doping » psycho-affectif.

De toute façon, dans la logique du coaching, il faut se soumettre au réel, le *fatum* économique, et dire oui à ce qu'il advient. Le coaché est dans une attitude de servitude volontaire, un consentement libre et éclairé, sur le chemin de la métamorphose, par la grâce du dialogue et du partenariat d'égal à égal. Le coach ne se présente pas comme un maître, un leader ou un « M. je sais tout », au contraire, c'est votre alter ego, un miroir qui reformule ce que vous dites, il pointe vos véritables besoins et vos véritables désirs, il refabrique avec vous votre personnalité, qu'il va aller chercher sous la couche immonde de vos emmerdements, de vos faiblesses, de vos corruptions, de vos pathologies, de vos phobies pour vous présenter le champion qui sommeille en vous et qui ne demande qu'à s'éveiller. Pour lui, point n'est besoin de la dimension historique des individus, il encourage la construction d'une identité volatile, une simple succession de jeux de rôle, une identité réduite à un nœud d'identifications en réseau.

Comme dans toutes les thérapies comportementales, il ne s'agit pas de s'attaquer aux causes profondes de votre mal-être, il s'agit de faire disparaître les symptômes pour soulager l'individu, le soulager par la même occasion de sa propre conscience, au nom de la recherche de confort. Il ne cherche pas à vous guérir (*healing*), il ne cherche qu'à vous « repackager » (*reshaping*). Le coach vend de l'efficacité, de la performance, et quand il sort de

© Groupe Eyrolles

son cadre, il va vous vendre, parfois comme un chaman pour les pratiques plus douteuses, l'accès à la substance d'un moi inconnu, l'accès au sens de votre vie, en vous « faisant vivre des états inédits de vos sentiments et de vos émotions ». Ça rappelle un peu la drogue, non ?

Faut-il pour autant brûler les coachs ?

L'ajustement social au service de la productivité ? Rien n'est moins sûr…

L'évaluation et le reporting sont les deux mamelles du conditionnement généralisé, elles font croire à un tiers bienveillant qui serait là pour vous évaluer et vous guider. L'objectif est de vous faire croire que ces expériences existentielles sont capitalisables pour construire un moi adapté au monde de l'entreprise. Ces termes sont empreints d'une tonalité philosophique qui renvoie au puritanisme dans ce qu'il a de plus odieux, cette prétention à vouloir réguler jusqu'à la vie intime des individus.

Le coaching, tant qu'il reste « une pratique d'accompagnement des personnes ou des équipes pour le développement de leur potentiel et de leur savoir-faire dans le cadre d'objectifs professionnels », est acceptable et même souhaitable pour certains individus qui ont besoin d'orientation pour dépasser un moment délicat de leur parcours professionnel. Mais, dès qu'il sort de son champ d'application et prend des postures d'ontologie en prétendant régler les aspirations des individus, ou quand il prend une tonalité philosophique, en promouvant une certaine conception de la vie, alors il devient condamnable et dangereux. Toute approche globale, holistique, tendant à faire croire que tout se tient, la vie professionnelle comme la vie personnelle, que les bénéfices professionnels sont des bénéfices personnels, que le développement professionnel est un

© Groupe Eyrolles

développement de la personne, est une imposture totale : la croissance managériale n'est pas une croissance ontologique.

Votre bien-être individuel n'est vu, conçu et « travaillé » que sous l'angle de l'adaptation sociale corrélée à la rentabilité de l'entreprise. Un être bien civilisé, bien domestiqué, qui a parfaitement intériorisé les normes sociales acceptables, un être soumis et dynamique, qui ne pose pas de questions, insensible à la souffrance des autres est un être idéal pour l'entreprise à l'anglo-saxonne qui, lorsqu'elle est poussée au bout de sa logique, conduit tout naturellement au harcèlement moral, un réajustement plus « musclé » qu'à l'ordinaire. Cela ne peut fonctionner que lorsqu'on parvient à un brouillage total et une fusion entre :

– l'intérieur : les aspirations personnelles, l'intérêt personnel, le bonheur privé, la sphère intime ;
– l'extérieur : le casting de l'entreprise, l'espace professionnel, la sphère publique.

Faut-il pour autant brûler les coachs ?

Bienvenue chez les néoprolétaires

Tous ceux qui croient à cette fusion, entre la conscience de soi et la conscience managériale, font partie de ce que Bernard Stiegler[1] appelle la deuxième vague de prolétarisation. Si la première vague s'est traduite, dans le mode de production, par le transfert des savoir-faire de l'homme à la machine, la deuxième vague se traduit par la privation des savoir-vivre au

---

1. Bernard Stiegler, *Économie de l'hypermatériel et Psychopouvoir*, Les Mille et une nuits, 2008.

© Groupe Eyrolles

service d'une normalisation sans précédent. Le self-developpment prive celui qui s'y soumet d'être l'auteur de son mode d'existence, et cette perte renvoie ce néoprolétaire au règne des besoins, au règne des subsistances, loin de toute construction culturelle. L'homme, à travers ses expériences de vie, devient un capital humain à faire fructifier au sein de l'entreprise, au sein de la machine à broyer les individualités. La ligne de partage des eaux a disparu, colonisée par l'économisme ambiant ; en fusionnant avec l'entreprise, le continent du moi est devenu un capital de ressources à exploiter, soumis aux règles des intérêts, des calculs et des profits. Grâce au cheval de Troie du coaching, l'espace privé et l'espace intime sont envahis par le contrôle social sous toutes ses formes : santé, éducation, lien social, spiritualité même. On nous vend de plus en plus ce qui disparaît de nos vies, des ersatz d'expériences de vie « repackagés » en valeurs ajoutées à des produits et des services, la fameuse convivialité à toutes les sauces, la nouvelle économie de l'expérience (« life experience »). Les produits sont de plus en plus associés à des états de conscience, des expériences culturelles, relationnelles, corporelles. On assiste alors à une marchandisation de la vie même.

Faut-il pour autant brûler les coachs ?

© Groupe Eyrolles

4.

Le coaching est une pratique sans éthique

La perversion de la morale

La crise de la construction de l'identité peut également être perçue comme une crise morale. En effet, la fatigue d'être soi, l'absence de vision de l'avenir, la perte de confiance dans les institutions, le sentiment d'impuissance, d'inutilité et de vide intérieur sont de plus en plus présents dans nos sociétés.

Le self-development, avec son habillage pseudo-humaniste, apparaît comme l'énonciation d'une morale du formatage universel qui permet l'intégration selon des normes. Qui dit norme dit morale, avec son cortège d'interdictions et d'obligations. Les optimistes ajouteront : autorisations.

Le coaching entre séduction et contrainte

Notre société de contraintes, d'exigences sans cesse renouvelées nous rappelle que nous ne sommes plus dans la société du désir et de la jouissance des années soixante-dix. L'humeur jubilatoire qui dominait la révolution individualiste de ces années a laissé place à une société d'exigences et son cortège de

© Groupe Eyrolles

pressions, une société de contention et de difficulté à être. Le coaching s'est développé sur un terreau moral, celui de la difficulté à vivre, une société du mépris selon Axel Honneth[1] qui montre l'importance de la déception et du désir d'être reconnu dans nos sociétés de consommation. Selon lui, l'énorme pression exercée par le système contraint les individus à se repackager et à se vendre en permanence, comme des produits normés, substituables et sériés. Ce rapport marchand s'étend progressivement à soi-même et aux autres en privant les individus des conditions d'une « autoréalisation » satisfaisante, c'est-à-dire de la construction d'une identité viable.

Le rôle de la norme et de la singularité

Reprenons ce que dit Paul Ricœur dans un texte lumineux sur la différence entre éthique et morale, et appliquons-le au champ du développement personnel. Selon Paul Ricœur, l'éthique se définit en tant que visée par des termes tels que la « vie-bonne », ce qui est estimé bon et la singularité des situations ; la morale, en revanche, se caractérise par l'obéissance aux normes, elle revêt un caractère d'obligation et de devoir dans une vision collective. L'éthique prend en compte naturellement le cadre dans lequel s'énoncent les normes, le vivre-bien est un objectif louable, avant tout s'il comporte le souci de soi, le souci de l'autre et le souci de l'institution.

Dans le self-development, l'autre est par nature un instrument, concurrent, rival ou subordonné, de même que l'autre en soi est celui qu'il convient d'extirper, d'éliminer, ce moi-lent, ce moi-gras qui ralentit notre progression. L'estime de

---

1. Axel Honneth, *La Société du mépris. Vers une nouvelle théorie critique*, Paris, La Découverte, 2006.

© Groupe Eyrolles

soi, le souci de soi sont certes nécessaires dans la construction de l'identité, mais dans le langage du coaching, il s'agit de gain de respect, c'est-à-dire de mise à distance de l'autre, le subversif, celui qui remet en cause le « travail sur soi ». Il ne s'agit plus d'agir intentionnellement, en faisant de véritables choix pour changer les choses dans le cadre de la norme, mais de s'adapter aux exigences de son environnement, pour donner, comme des enfants, la bonne réponse attendue conformément aux normes de l'entreprise. Le coaché n'est ni agent, ni auteur, ni responsable de ses actes.

Ces entreprises, à force de coaching, parviennent à de véritables stases. Elles conservent l'équilibre des forces en présence en neutralisant toute possibilité de conflit ouvert par la surprésence des normes. C'est ce qui constitue l'avantage de la morale sur l'éthique selon Paul Ricœur. Mais cette répression, ces refoulements, sans doute nécessaires, alimentent un stress croissant à l'intérieur de ces cultures d'entreprise où le non-dit règne en maître. L'estime de soi naît de l'action et non de l'instrumentalisation. Dans le coaching, personne n'agit jamais, on « est agi », manipulé en permanence au nom du bien commun : celui de l'entreprise. Tout passage à l'acte est perçu comme un *acting out*, un « pétage de plombs » pour parler le langage de l'entreprise.

Dans la visée éthique, l'estime de soi au sens des choix et de l'action se combine avec un second élément : la sollicitude, l'ouverture d'un dialogue avec l'autre. Le problème fondamental du coaching est qu'il intervient sur des situations où l'autre est substituable comme dans une règle de grammaire qui fonctionne toujours et à jamais. Or dans la visée éthique, l'autre n'est jamais substituable, nous sommes insubstituables, uniques par définition en tant qu'êtres humains, ou nous ne sommes pas.

© Groupe Eyrolles

Une perversion de la morale

Le souci du cadre, la recherche de la justice permettent de sortir du face à face compétitif, pour entrer dans l'égalité de tous devant la loi. Le malaise dans nos entreprises provient du fait que l'on ne précise jamais la place de chacun, non pas de manière hiérarchique, ou en termes de salaires, d'avantages ou de charges – le « job description » remplit ce rôle parfaitement –, mais dans le réseau de relations formé par l'ensemble des collaborateurs, « en proportion de sa contribution et de son mérite ». Le coaching n'a que faire de tous ces soucis, au contraire, il croît et fleurit sur cette absence fondamentale de place de chacun, constitutive de son identité. Le coaching est « naturellement » du côté de la morale et de la norme, du formatage et du formalisme conséquent, mais c'est pour mieux les pervertir. Il est né dans un souci de rationalisation, une sorte de raison technique et pratique qui devrait s'imposer partout, dans tous les chapitres de l'existence. Le coach ne dit jamais ce qu'il faut faire, il n'en sait strictement rien, en revanche, il va vous donner tous les critères objectifs qu'il faut prendre en compte avant toute action en évacuant au passage le désir, le plaisir ou l'idée même de bonheur, tout ce qui est contingent ou singulier. Le problème du coaching réside dans le fait qu'il prétend évacuer la violence en traitant les personnes non pas comme des fins en soi, mais au contraire comme des instruments, preuve flagrante de sa propre violence. C'est en cela que le coaching est une perversion de la morale et que des dérives telles que le harcèlement moral peuvent se constater aujourd'hui dans de nombreuses entreprises. Les auteurs de ces harcèlements sont convaincus qu'ils n'ont enfreint aucune règle, ils pensent avoir fait leur devoir et appliqué strictement ce qu'ils ont appris pour stimuler leurs subordonnés. On voit alors que le coaching participe consciemment ou inconsciemment à la destruction des liens sociaux au profit du culte de la

© Groupe Eyrolles

performance individuelle. Le souci de l'autre est occulté au profit du souci de l'institution qui paie les frais du coaching et au profit du souci de soi transformé en obsession du Moi.

L'estime de soi en question

La véritable estime de soi est du côté de l'être, elle possède un rapport profond avec l'unicité de la personne, ce qui l'élève au rang d'objet d'amour inconditionnel. Cela n'a rien à voir avec les miroirs de la satisfaction, de la gratification ou de la mode. Les seuls modèles appréciables sont ceux qui échappent à l'imitation et invitent au dépassement de soi. Le développement personnel conduit à instaurer un rapport technique à soi-même. Le terme « objectif », but à atteindre, appartient au champ sémantique de la technique qui se doit de représenter son objet. Il est totalement illusoire de penser que l'on peut se représenter le moi idéal comme objectif à atteindre, il est tout au plus un motif d'inspiration, certainement pas l'objet à réaliser ou construire. Le véritable rapport à soi est d'ordre artistique et non technique. Chaque fois que la technique s'empare de la psychologie, elle ne fait que conduire l'individu à un statut de clone, débarrassé de toute originalité de toute personnalité propre.

Faut-il pour autant brûler les coachs ?

Faut-il vraiment brûler les coachs ?

Mais non, c'était pour rire, enfin, tant que les coachs restent de simples entraîneurs dans l'acquisition de simples techniques.

Il faut relativiser, le coaching n'est présent et ne s'adresse qu'à une facette de l'individu, celle de l'ajustement social. Le conditionnement est certes séduisant pour nombre d'entreprises,

© Groupe Eyrolles

mais la révolte, la fuite, l'infidélité sont déjà monnaie courante ; le rapport des jeunes à l'entreprise a profondément évolué. Les problèmes de recrutement, le turn-over élevé, la concurrence agressive, les difficultés à mobiliser ses collaborateurs, voilà la liste des problèmes auxquels sont aujourd'hui confrontés les DRH (directeurs des ressources humaines) au sein des entreprises. La fidélisation des salariés est devenue un enjeu parce qu'elle représente un facteur déterminant de la performance de l'entreprise et de son attractivité. La démobilisation par manque de lisibilité de la stratégie, l'absence de confiance, la baisse de productivité, la déperdition du savoir-faire sont les fléaux qui menacent une entreprise qui ne parvient pas à retenir ses salariés.

Le plan de carrière de ces cadres est forcément nomade. Malgré les contraintes juridiques, ils vont se vendre au plus offrant, en essayant chaque fois d'augmenter leurs salaires, leurs « stock options » quand c'est encore possible. Ils vont tenter de négocier des clauses d'indemnités conséquentes en cas de licenciements. Nombre d'entreprises se demandent aujourd'hui comment fidéliser les jeunes cadres, soutenir leur investissement, attirer de nouvelles compétences, comment évaluer leurs besoins d'évolution, leurs motivations et leurs attentes, d'autant plus que, pour les jeunes salariés, le salaire n'est pas un critère prioritaire. Comment identifier ceux qui ont des compétences stratégiques pour l'entreprise, ceux qui représentent des forces de proposition. Elles s'ingénient à sérier les services qui pourront améliorer la qualité de vie de ses cadres : crèche, garage, blanchisserie, factotum, etc. Elles mettent au point des projets professionnels évolutifs pour les plus jeunes, accordent des primes à la mobilité, et encouragent même parfois le télétravail.

Même la promesse d'argent ne suffit plus, les plans de carrière de ces jeunes cadres contiennent désormais une case décrivant

© Groupe Eyrolles

leur volonté d'inscription dans la société : être utile à quelque chose, en donnant un sens à leur vie, même si le salaire est moins important. La lutte contre le harcèlement moral s'organise, le meilleur des mondes promis par les coachs n'aura pas lieu. Faisons leur confiance pour se recycler, ce qu'ils feront sans doute rapidement, parce que leur véritable talent est celui de se vendre. N'oublions pas que 55 % des coachs sont issus d'une école de commerce ou d'ingénieurs selon la Société française de coaching, et c'est sans doute aussi pour cela que le coaching a connu un développement aussi rapide.

Le développement personnel et sa cohorte de coachs appartiennent à la société du contrôle de soi. Le self-development devrait s'appeler le self-control. Il est constitutif d'une société qui pratique le double langage en permanence. En surface, c'est-à-dire en situation sociale, la *doxa* est devenue le politiquement correct, la bien-pensance, la pensée unique. Mais, dès que l'on parle un peu plus en profondeur, la vraie norme sociale surgit, elle appartient toujours à l'univers du non-dit.

Le coaching n'est qu'une mode qui agite le monde de l'entreprise depuis un grand nombre d'années. Il suffira qu'un nouveau best-seller d'un « gourou » du marketing américain survienne dans ce domaine pour bouleverser l'ordre des choses. Un livre qui dénoncera le rôle néfaste du coaching dans des entreprises fossilisées par le conformisme où l'innovation est devenue une langue étrangère. Un livre qui dénoncera, chiffres à l'appui, la place excessive et néfaste de l'évaluation et du reporting dans le fonctionnement des entreprises, cette nouvelle forme de bureaucratie néolibérale, ce moment merveilleux où les employés, les cadres et les patrons récitent leur leçon de coaching avec les mêmes formules censées maquiller la réalité pour la rendre plus digeste… Il suffira d'un nouveau livre et l'on passera à autre chose dans le monde de l'entreprise.

© Groupe Eyrolles

Coaching et programme politique

En revanche, en ce qui concerne le champ social dans son ensemble, l'emprise du coaching sur les médias et la politique semble être durable, surtout dans une période où les programmes politiques prônant le changement ressemblent fort à du coaching à l'échelle nationale.

Pour exemple voici le portrait de la « France d'après » :

* une France audacieuse (défis) ;
* une France ambitieuse (atouts) ;
* une France généreuse (qui invente) ;
* une France responsable (enfants) ;
* une France de la prise de conscience écologique ;
* une France qui dit la vérité ;
* une France qui AGIT.

Les techniques et le vocabulaire du coaching sont employés systématiquement :

* Une fabrication de maximes, de proverbes pleins de bon sens pour accompagner les mesures ou les engagements. « Travailler plus pour gagner plus » en est un parfait exemple.
* L'éloge de l'action en tant que valeur suprême de l'adaptation.
* Un changement d'optique, un renversement dans le vocabulaire de tout ce qui est passif en actif pour redynamiser une société dépressive. On ne parlera plus d'« indemnisation du chômage », on parlera de « rémunération de la recherche d'emploi ». Un renversement des points de vue, équivalent aux techniques de recadrage.
* Un système de répétition des thèmes : l'urgence, l'impératif, l'espoir, l'autorité, le respect, choisir plutôt que subir, moins de… plus de… Un vocabulaire du manichéisme.

© Groupe Eyrolles

* L'idéal à atteindre : une politique de stabilité, profession-nelle, clairvoyante, volontaire et organisée.
* Comme dans une équipe de football ou dans l'analyse systé-mique des grandes entreprises, il faut dire non au saupou-drage des moyens sur l'ensemble de la chaîne, il faut renforcer les maillons les plus faibles.

En bref, un vocabulaire de stimulation, de coaching, de reprise de confiance, de reconquête de l'estime de soi à l'échelon d'une nation, un discours dirigé vers la nouvelle génération, « qui doute, qui désespère, qui gronde », défavorisée par rapport à celle qui l'a précédée.

© Groupe Eyrolles

Troisième Partie

Les médias coach :
de la télé-réalité au télé-coaching

L'ère du self-image marketing

Les médias : la fabrique
des identités colonisée
par le coaching

Bienvenue dans le monde de *Little Miss Sunshine* où la vie est un concours

Dans ce film particulièrement caustique et critique sur les travers du rêve américain, Richard Hoover, le père de famille est un coach incorrigiblement optimiste. En tant qu'héritier des personnages de la prédestination de la littérature anglaise, il croit fermement que certaines âmes sont prédestinées, de toute éternité, à être sauvées, par la force de la grâce et de la Providence, celle des gagnants. Dans cette satire sans pitié, il tente de vendre, sans grand succès, son *Parcours vers le succès en neuf étapes*, le traité du parfait « winner », dont toutes les maximes sont sans cesse remises en cause par l'implacable réalité. Sa fille de sept ans, Olive, entraînée par un grand-père érotomane et drogué, rêve de gagner un concours de beauté pour fillettes. Son coach de père et sa mère bigote embarquent la famille dans un road movie désopilant. La fillette, comme toutes les poupées Barbie de Californie, finit par participer au concours de beauté avec une danse surréaliste, préparée en secret avec le grand-père.

Deux visions s'opposent dans ce film, celle du fils : « l'important c'est de gagner », et celle du père : « l'important c'est de participer », qui finit par l'emporter. Il est curieux de faire le parallèle avec les propos que l'on prête à l'évêque de Pennsylvanie : « L'important n'est point le triomphe, mais le combat, l'essentiel n'est pas d'avoir vaincu, mais de s'être bien battu. » Mais n'oublions pas que, pour les coachs, pour tous les sportifs de tout poil et pour tous les participants aux épreuves du karaoké social de la télé-réalité, seule la victoire compte.

La peur de l'invisibilité, le sentiment d'inexistence

Le rôle des modèles dans les médias favorise l'émergence de la société de casting et son cortège de coachs, en tant qu'expression

© Groupe Eyrolles

de la mutation normative qui touche l'ensemble du corps social. Comme pour un film ou une émission de télévision, notre place dans la société se définit de plus en plus comme un rôle à jouer et non plus comme une fonction à occuper, ou une place dans une hiérarchie ou tout simplement pour vivre de la manière la plus authentique possible.

Devant un contrôle social accru conduisant à une marchandisation de soi, il s'agit de refléter, idéaliser, transcender, créer de toutes pièces ou transposer les modes de vie les plus attractifs, vivre la vie d'un autre, qui est par définition plus intéressante que la nôtre. La question à laquelle doivent répondre en permanence les médias est : comment refléter une réalité de plus en plus mouvante ? Une société faite d'individus qui refusent le déterminisme social, qui croient à la prédestination individuelle et qui souffrent d'un sentiment d'inexistence, une absence de visibilité qui peut se traduire en une nouvelle pathologie sociale : l'assujettissement à l'image.

Le self-image marketing

En effet, les enfants de l'écran, les « screenagers », les jeunes qui sont nés avec les nouvelles technologies de l'information et de la communication ne peuvent envisager autrement l'existence qu'à travers ces écrans. Être à l'intérieur de cet univers donne accès à la vraie vie, celle dont on semble les priver. Cette nouvelle caverne de Platon les conduit à ne penser leur existence et leur identité que comme un parcours, une quête, une conquête de leur place sur les écrans, grâce à des produits, des techniques, des remodélisations, des reformatages de soi, pour correspondre à la demande supposée de l'époque ou de son environnement. Ils sont entrés dans l'ère du « self-image marketing ».

© Groupe Eyrolles

Des plates-formes identitaires

Avec la multiplication des représentations de soi, photos, vidéos familiales, avec l'ouverture des espaces virtuels comme *Myspace, Facebook*, et certains usages du blog, ils bénéficient de plates-formes aux exploitations infinies pour se construire une identité conforme à la demande ou pour multiplier des avatars comme autant de facettes de soi dans un monde où tout se mêle. Un nouveau continent qui tisse le réel, l'imaginaire et le symbolique avec le virtuel, un monde fait de leurres, d'illusions, de jeux de rôle, de vrai/faux, de faux/vrai, de faux-semblants et de vraisemblance. Ils ont ajouté une nouvelle dimension dans la construction de leur identité, un corps, une image, un nom... et des avatars, des fragments de soi jetés au monde de la Toile, en espérant que l'un d'entre eux finira par structurer l'identité de l'ensemble.

Toutes ces identités qui fleurissent sur Internet sont en quête de validation. On pourrait interpréter cette évolution comme une suspension du temps sur le stade du miroir, étape primordiale de la constitution de l'identité selon Jacques Lacan, parce que nulle parole symbolique n'est aujourd'hui assez puissante pour les déloger de cette relation spéculaire et narcissique. Ce sont les autres, le regard des autres qui aujourd'hui définissent l'identité, nous n'avons plus affaire à des sujets de la parole, des sujets du désir, mais à des sujets de l'image, telle qu'elle est fabriquée par la somme des regards et non par la parole, une image morcelée et fragmentaire. La démarche introspective qui conduisait à tenter de se connaître a cédé la place à l'extériorité, « la conspiration contre toute vie intérieure », dont parlait Bernanos, trouve ici une parfaite illustration.

Avec les évolutions récentes, le brouillage des identités s'aggrave lorsque l'on constate la difficulté à tracer une frontière

© Groupe Eyrolles

entre le sain et le pathologique dans la vie et dans les médias, entre l'acceptable et l'inacceptable au sein de l'entreprise. Et à cela s'ajoute une fâcheuse tendance à vouloir mêler le privé et le public, l'intime et le mondain, y compris au sommet même de la classe politique. Ces brouillages et ces confusions permettent de franchir une nouvelle étape dans la gestion sociale, une tentative de prise de contrôle quasi totale de l'individu.

Pour le coaching télévisuel, comme pour les autres formes de coaching, on ne perçoit l'humain qu'à travers une perception technique, où le calcul, la modélisation et la manipulation font office de mobilisation des ressources dans le processus de marchandisation de soi. Cette planification volontaire de ses façons d'être sert essentiellement à techniciser la relation à l'autre. À force de persuasion et d'autopersuasion, le sujet parvient à « gérer ses émotions », c'est-à-dire à sortir progressivement du champ de l'humanité.

Voici deux citations qui illustrent bien les processus à l'œuvre, les deux étapes d'un même phénomène.

La première étape est celle du dévoilement.

« Chez eux, tout parle, tout est divulgué. Et ce qui jadis était appelé mystère et secret des âmes profondes appartient aujourd'hui aux trompettes des rues et à d'autres tapageurs. »

Nietzsche, Ainsi parlait Zarathoustra.

Ce qui qualifie bien la première génération des émissions de télé-réalité correspondant au phénomène du Loft ou Big Brother dans les pays anglo-saxons, et l'émergence spectaculaire de la presse people.

La deuxième consiste à en tirer des leçons.

© Groupe Eyrolles

« Le spectacle n'est pas un ensemble d'images, mais un rapport social entre les personnes, médiatisé par des images. »

Guy Debord, *La Société du spectacle.*

Ce qui qualifie bien la seconde génération d'émissions de télé-réalité qui a introduit la notion de jury ou de coach pour sanctionner les bonnes et les mauvaises conduites, et explique la surprésence du coaching dans tous les médias, non pas en tant que sujet d'articles ou d'émissions, mais en tant que formats pour ces mêmes articles et ces mêmes émissions. Il s'agit bien d'une mise en scène des rapports sociaux, y compris dans la communication politique.

© Groupe Eyrolles

1.

La première étape :
la télé-réalité existentielle

Le coach, c'est le téléspectateur :
« je vote et j'en tire les leçons que je veux »,
un système ouvert aux interprétations

Avec le concept de télé-réalité, on découvre les mécanismes, les dispositifs, les motivations à l'œuvre dans le métissage du réel et du virtuel dans la boîte à images.

La « reality television » ou « real TV » est un genre qui est né récemment sur les fenestrons. Même si le cinéma a flirté avec ce type de production dans les années soixante-dix, rien n'a été formalisé comme les programmes télévisuels qui existent aujourd'hui.

En 1984, Pascale Breugnot lance *Psy Show* avec Serge Leclaire comme psychanalyste conseil. Nous ne sommes pas très éloignés de la présence d'une figure tutélaire qui tente de comprendre et d'expliquer la psychologie des participants et les mécanismes d'adaptation. On se souvient de l'aveu à toute la France du couple de garagistes, lui éjaculateur précoce, elle femme adultère.

© Groupe Eyrolles

En 1990, en France, *Perdu de vue* voit le jour (*Missing person*) ainsi que *Témoin n° 1*, « pour réconcilier les couples » déclarera Jacques Pradel, le précurseur du genre télé-coaching collectif pour dénoncer son voisin.

En 1999, Endemol crée *Big Brother* en s'inspirant de l'expérience *Biosphère 1* où des scientifiques acceptèrent de se livrer à une expérience de survie à l'intérieur d'une sphère contenant une nature miniaturisée. Pour le programme *Big Brother*, connu en France sous le nom de « *Loft* », il s'agissait d'enfermer plusieurs semaines des jeunes sous la surveillance continue d'un système vidéo. Cette émission s'est exportée dans soixante-dix pays.

Ce nouveau genre a connu un succès planétaire en termes d'audimat mais aussi en tant que phénomène de société. De plus, la forte rentabilité de ces programmes produits avec peu de moyens a permis leur exportation rapide.

Aujourd'hui, les concepts se sont diffusés à travers l'Europe, le Maghreb et le Moyen-Orient, en s'adaptant à chaque zone géoculturelle.

Les caractéristiques : une hybridation des genres télévisuels

Il s'agit donc d'une mise en feuilleton de la vie quotidienne d'anonymes ou de célébrités sur le retour, filmés dans des situations artificielles en quasi-direct.

Les règles essentielles :

- un environnement dénudé ou prestigieux ;
- un système d'élimination ;
- des tâches édictées pour favoriser l'interaction ;

© Groupe Eyrolles

- un confessionnal pour livrer ses pensées, dire ce qu'on pense des autres candidats et prolonger le voyeurisme par la révélation de ce qui se passe à l'intérieur des têtes, ce qui permet par la suite d'interpréter chaque geste ou chaque expression en fonction de ce qui a été dit et seulement entendu par les téléspectateurs, qui possèdent donc un avantage sur les autres concurrents. On retrouve là un ressort comique traditionnel des pièces de Molière avec la technique des apartés.

La télé-réalité est une hybridation de genres comme le documentaire, le jeu, la variété ou la fiction. Les participants sont mis en condition, pour participer à une expérience de vie qui relève autant du zoo humain que du laboratoire. On recherche l'interactivité optimale avec les téléspectateurs, qui doivent voter par SMS pour élire ou exclure les participants de leur choix en suscitant le maximum de polémique.

Face aux modèles impossibles à imiter, les stars inaccessibles des magazines en papier glacé, on introduit des « real people » dans le casting social, une classe intermédiaire : celles des impétrants, des aspirants à la célébrité. Ce sont eux qui permettent de voir à l'œuvre des constructions d'identité, des manières d'être plus ou moins performantes.

On pourrait traduire en termes de coaching les principaux genres ou concepts d'émissions de télé-réalité pour les faire passer au télé-coaching. Il suffira d'un narrateur pour décoder ce qui se passe et tirer les enseignements essentiels de chaque émission, au lieu de n'en faire qu'un maigre compte rendu sous forme de roman-photo, pour pimenter l'état des relations entre les participants. La matière visuelle de ces programmes est en général postproduite pour être scénarisée par des sous-titres ou une voix off et un montage ingénieux qui

© Groupe Eyrolles

interprètent des regards ou des séquences pour faire plus vrai que vrai : le règne de l'hypotypose.

- Le coach du zoo humain
Le *Loft, Les Colocataires, La Ferme des célébrités, La Première Compagnie*, etc. Un type d'émissions que l'on pourrait faire évoluer avec un coach *deus ex machina*, qui raconterait l'envers du décor, l'expérience sociologique, les ingrédients que l'on a mis dans le tube à essais, la chimie espérée de la dynamique sociale et les résultats, comme dans certains romans naturalistes. Chaque candidat aurait son coach pour lui prodiguer des conseils personnalisés pour remporter la victoire.

- Le coach du darwinisme ambiant
Opération survie : *Koh Lanta* (jeu sportif à la *Fort Boyard*). Le coach de « l'extrême au quotidien », qui expliquerait les raisons de la victoire, pourquoi tel ou tel candidat a gagné, ses forces et ses faiblesses à transposer dans la vie quotidienne, comme une leçon de choses.

- Le coach de séduction
Opération séduction, L'Île de la tentation, Bachelor, Greg le Millionnaire, Marjolaine, Personnality, toutes les émissions de « speed dating » entre adolescents (qui peut prendre plusieurs formes : la séduction de la belle-mère, la visite de la chambre du jeune homme ou de la jeune fille, des défis où le jeu peut se transformer en humiliation publique, etc.). L'introduction du coach permettrait de construire le guide de la séduction des années 2010 : ce qui marche pour trouver le grand amour… ou plutôt le recruter.

La symbolique du genre

La structure narrative de la télé-réalité ressemble fort à la transposition du panthéon de la mythologie grecque. Grâce à

© Groupe Eyrolles

la télé, les dieux sont devenus de simples mortels, ce que l'on peut voir dans le choix des candidats, le casting des caractères, inspirés des signes du zodiaque ou des types psychologiques auxquels les jeunes sont conviés à s'identifier.

Ces candidats sont recrutés pour leurs compétences physiques, psychologiques et esthétiques, ils sont choisis en fonction des types humains qu'ils représentent, pour leur capacité expressive, leur absence d'inhibition et leur aisance corporelle. Ils sont encouragés à se caricaturer eux-mêmes lors d'un jeu d'improvisation théâtrale, une sorte de psychodrame de longue durée. On retrouvera le romantique, la séductrice, l'ingénue, le frimeur, le timide, l'intello à lunettes, le macho, le leader, la bourgeoise, la strip-teaseuse au grand cœur, etc., au masculin ou au féminin, dont il conviendra de changer le destin. Le public joue le rôle du chœur dans le théâtre antique grâce à ses votes, ou celui du *fatum*, le destin, puisqu'il élit ou exclut les candidats.

Le Loft, la première époque d'une télé-réalité existentielle : le « Bildungsroman » des icônes

Cette émission a représenté la création d'un véritable fait social total. Partout où elle a été introduite, des débats plus ou moins virulents ont eu lieu sur son caractère scandaleux, sur le rapport entre la vérité et le vraisemblable, certains sont allés jusqu'à comparer ce programme inhumain à un camp de concentration, idée qui a été reprise par Amélie Nothomb dans un roman, *Acide sulfurique* (2005). La télé-réalité représente l'ultime démonstration de la puissance de l'image.

Ces émissions montrent également l'évolution de la télévision et l'impact social de plus en plus grand qu'elle possède. Les jeunes, se sentant délaissés par les institutions, sont en recherche

© Groupe Eyrolles

de porte-parole, de héros et de hérauts. On y trouve donc l'effet miroir d'un jeu populaire. De plus, l'élimination et l'élection font objectivement de plus en plus partie de la vie sociale, professionnelle ou politique dans une société ouvertement compétitive qui semble nier les valeurs de solidarité au profit de celles de prédateur survivant. Une sorte d'*american way of life* où tout semble possible, où le bonheur est palpable, où l'expression d'un talent, d'un don, de la grâce est encouragée et rémunérée, contre la monotonie de nos existences où le bonheur reste une idée abstraite et lointaine.

Pour d'autres encore, la télé-réalité influence les comportements sociaux en s'adressant aux pulsions voyeuristes et exhibitionnistes et en banalisant ce type de comportement. Elle participe à l'inversion des valeurs quand elle fait croire qu'il suffit de passer à la télévision pour être reconnu et non l'inverse. La fée télévision vous frappe de sa baguette magique pour recevoir l'onction cathodique, et enfin elle banalise l'idée qu'on peut vivre sous télésurveillance sans dommage.

Est-ce le miroir déformant de la réalité sociale, le reflet de notre nature profonde, une fuite, une échappatoire ?

Dans le microcosme du *Loft*, on croit voir les luttes de pouvoir, la brutalité des émotions, le mépris, les amitiés qui se font et se défont, la révolte, l'amour, l'hypocrisie, un système égocentrique, une fausse communauté d'idées. On y confond régulièrement réalité et fiction et l'on finit par croire que la télévision a réussi la fusion entre l'État-Providence et l'État totalitaire, en fait ce serait plutôt entre la Mère Noël et le Père Fouettard. Il y a un petit fond de sadisme à observer ces candidats se faire éliminer progressivement et y contribuer peu ou prou.

© Groupe Eyrolles

Le « faux self », une identité défensive

Quand l'environnement n'est pas propice, les jeunes participants se construisent une personnalité d'emprunt, pour se soumettre plus facilement aux exigences de cet environnement, par peur de la désintégration. Cette fabrication d'un « faux self » produit une personnalité adaptée à une société de plus en plus exigeante en termes de performance, mais laisse un sentiment d'inutilité, de vide, de néant, de futilité. Le monde devient alors fallacieux, sans véritable existence, un simple spectacle.

Le *Loft*, ainsi que toutes ces émissions dérivées ne sont que des jeux télévisés qui consistent à transformer chacun des téléspectateurs en Big Brother, voyeur malgré lui.

La régression sous contrôle

La régression des participants au *Loft* est réelle. Elle résulte de la pression exercée par le regard des autres en permanence fixé sur leurs faits et gestes. Les personnages jouent leur propre rôle comme dans les ligues d'improvisation, le canevas a été fixé à l'avance à grands traits pour laisser libre cours à leur imagination et à leur spontanéité. Si la pression devient trop forte pour certains participants de ce psychodrame en continu, le psychologue de service fait son apparition pour dramatiser et crédibiliser la performance. Par leurs différents objets transitionnels mis en scène : peluches, biberons, doudous ou simples objets du quotidien qui sont portés comme des drapeaux, ils miment le langage et les émotions d'une génération dans une situation totalement artificielle. Ils peuvent feindre la solidarité contre l'oppression supposée de la réalisation, qui n'a pas respecté certaines clauses du contrat. Ils deviennent les héros d'une « protofiction » dont l'issue est

© Groupe Eyrolles

forcément heureuse pour eux, les gagnants, les vainqueurs, « les chercheurs de rêve ».

Le *Loft* montre des gens de moins en moins socialisés, de plus en plus indifférents au sort des autres, de plus en plus égoïstes dans un univers concurrentiel, « un monde sans pitié », mais aussi des attachements, des amitiés ou des amours réels ou fictifs. Les gens du *Loft* semblent vivre dans une société infantile, celle d'un monde enfin sécurisé, un bac à sable sous surveillance vidéo.

L'école du plaire

Avant tout, ce type d'émissions introduit l'idée de l'école du plaire à travers un dispositif de jeu, une métaphore de la microsociété des jeunes, observés, épiés, encouragés, influencés par des votes, indicatifs des comportements à suivre. Il s'agit de plaire à tout prix, à ses compagnons de jeu, et au pays tout entier.

Le « soap opera en live » s'écrit grâce à la création d'émotions artificielles à travers un casting, reflet d'une génération de jeunes stéréotypés, jouant leur propre rôle pour faire plus vrai que nature dans un improbable *En attendant Godot*.

Le téléspectateur, dominant grâce à un dispositif de caméras utilisant souvent la plongée, voit le petit monde s'agiter sous ses yeux bienveillants. Il devient démiurge.

Grâce au confessionnal, le téléspectateur prend successivement :
- le rôle du prêtre, qui comprend les errements des acteurs de leur propre vie ;
- du psychologue, qui tente d'analyser les motivations de chacun dans cette dynamique de groupe ;

© Groupe Eyrolles

- du flic, qui essaie de saisir les arcanes de la vérité et du mensonge ;
- du parent, qui voit son enfant lui avouer ses faiblesses et demander des conseils ;
- ou bien encore du coach, comme une étape nécessaire à la reconstruction d'un moi viable dans une socioculture de plus en plus contraignante.

En bref, le *Loft* utilise tour à tour la mythologie du démiurge, du *deus ex machina* que devient le téléspectateur face à une microsociété, véritable réduction du réel, un micromonde de cobayes interchangeables motivés par la célébrité et l'argent dans des jeux de rôle de gladiateurs modernes qui doivent survivre aux éliminations. Il impose une structure perverse puisqu'il faut payer plus sur les chaînes du câble pour voir plus, comme dans les peep-shows où nous sommes tous des « voyeurs à l'insu de notre plein gré ». Il propose un feuilleton avec des êtres réels dans un monde fictif, de substitution, en référence aux jeux vidéo comme *Sims family*.

La culture du vrai-faux des personnes/personnages, du mentir-vrai, du psycho-jeu, de la fiction travestie en réalité pimente l'interactivité avec le public pour éliminer les candidats, pour agir sur la suite du feuilleton mettant en scène une confronta-tion des individualités et les leçons qu'on peut en tirer, comme dans les magazines générationnels.

Le *Loft* illustre également la magie des médias, la figure du destin, celle de l'enchanteur qui transforme la strip-teaseuse de base en pure héroïne de tragédie grecque ou en star de Saint-Tropez.

© Groupe Eyrolles

Le personnage de télé-réalité

La télé-réalité est un jeu de coach, pour tous ceux qui sont curieux de comprendre comment fonctionnent les relations entre les jeunes de cette génération : l'apprentissage de la différence entre personne et personnage social, entre jeu de rôle et investissement émotionnel. Les candidats sont de plus en plus conscients qu'ils flirtent avec leur personnalité sociale déterminée par et pour les besoins du spectacle. Ils sont plongés dans un laboratoire social, une société à la *Big Brother* (le nom anglo-saxon du *Loft*) pour mieux l'annoncer ou mieux l'exorciser à travers le jeu.

Télé-préjugés, télé-humiliation, télé-sadisme, on retrouve tous les ingrédients nécessaires à une bonne émission de télé-réalité.

L'idéologie de la télé-réalité

Le casting du *Loft* présente des jeunes en situation intermédiaire, en voie d'insertion sociale, possédant une croyance folle dans le pouvoir des médias, une ambition sociale bien ancrée et un sens du jeu développé, toutes les qualités nécessaires pour réussir dans une entreprise : le *Loft* est une métaphore de notre époque comme les marathons de danse ont pu l'être aux États-Unis pendant la crise économique de 1929. *On achève bien les chevaux*, film de Sydney Pollack dont l'action se situe au début des années trente, montre l'enfer que vivent les participants d'un marathon de danse, privés de sommeil et de part de cerveau disponible pour gagner des primes importantes. L'un d'entre eux finira par mourir.

L'image prime la réalité, la célébrité tient lieu de preuve de l'existence, le couple exhibitionnisme et voyeurisme fonctionne dans une structure productive d'autant d'illusions que

© Groupe Eyrolles

de désillusions pour les participants. Pour les téléspectateurs, la télé-réalité est une œuvre d'édification, non pas sur le plan moral mais sur le plan social. Cette œuvre de fiction sociale comporte un ensemble de contraintes techniques et narratives, comme les *sitcom* (« comédies de situation »). Il s'agit d'un feuilleton avec des péripéties et des rebondissements, on y voit des alternances de scènes de groupe et de scènes de couple pour y créer des êtres fictifs dominés par les téléspectateurs, qui en savent toujours plus que les protagonistes grâce aux scènes de confessionnal.

Le jeu, activité infantile et divertissement par excellence, devient alors un apprentissage, le reflet des mœurs, des tics de langage, des conduites amoureuses, inventées, scénarisées, autant par les acteurs que par les spectateurs, transformés en *fatum* par leurs votes. La transformation de la réalité en fiction se fait à plusieurs, on fabrique des personnalités chez qui le cynisme et la naïveté sont intimement mêlés pour éviter tout enfermement et produire ce qui est encouragé : de la performance, de l'excès, du dépassement, de l'exhibition de soi.

La télé-réalité a hybridé quatre choses qui étaient bien distinctes auparavant, le réel et la fiction, le spectacle et le jeu.

De quel réel est-il question ?

À la télévision, tout est trompe-l'œil, tout est façade, tout est jeu de rôle, la « real TV » est tout sauf réelle. La télé-réalité se présente comme une hybridation qui aurait un lien direct avec la réalité. Si le documentaire propose une vision subjective, une découverte du réel, la télé-réalité ne propose qu'un effet miroir, un duplicata, une miniaturisation, une réification en un zoo pour mieux observer la platitude du quotidien à travers le prisme d'un jeu, c'est-à-dire des règles : celles de la séduction

© Groupe Eyrolles

ou du rejet, de l'exclusion ou de l'élection, une situation et une mise en condition de personnes « castées » ressemblant à leur audience, sélectionnées dans la durée.

Dans ce passage par la fiction, on retrouve des valeurs partagées par les jeunes, une sacralisation du présent, du temps réel, « en direct live », 24 h sur 24 h, même avec un léger différé. Les joueurs partagent notre condition, ils vivent l'ennui devant tout le monde, ils « portent le temps » comme les téléspectateurs.

Le temps réel et le miroir sans tain

Dans ce temps de la banalité, la télévision devient la surface des choses, sans jamais donner de sens, elle ne fait que répéter que tout est spectacle dans le zoo des apparences. Cette banalité n'est interrompue que par les événements attendus par les téléspectateurs : la révélation, la confession, les émotions, les joies, les colères ou les conflits ouverts, les coups de foudre, les scènes dans la piscine, l'exclusion, l'élection.

La télévision est transformée en un miroir sans tain, où l'on peut observer sans être vu, il s'agit bien d'une mise en scène de la transparence qui ne donne que sur des reflets, un simple réfléchissement sans véritable sens, qui en devient fascinant au sens propre du terme, puisque l'on peut traverser le miroir. Le téléspectateur en devient « télé-réel ». Il veut échapper à lui-même dans l'extase d'une vie par procuration, il veut devenir célèbre, marcher dans l'image. Le cadre a disparu dans ce métissage du réel et du virtuel.

© Groupe Eyrolles

2.

Le télé-coaching :
le formatage générationnel

Je suis les enseignements du coach,
ses interprétations et ses leçons

L'une des fonctions sociales des médias et des marques est
la production de ces stéréotypes et de ces codes qui rendent
lisible une organisation collective entre rôles différenciés,
complémentaires, repérables et représentatifs du corps social
tout entier : médias et publicité produisent automatiquement
une sorte de manuel de savoir-être et savoir-vivre en société.

Star Academy et *À la recherche de la nouvelle star* représentent
le deuxième temps fort dans l'évolution des formules de télé-
réalité, celle du télé-coaching.

Autant le *Loft* et l'apparente naïveté des premiers participants,
qui essuyaient les plâtres, appartenaient à une vision existentielle partagée, autant les nouvelles émissions sont plus formatées et comportent un jury qui juge les candidats, les dresse,
les conditionne pour devenir des stars étoiles filantes dans la
plupart des cas.

© Groupe Eyrolles

Il semble profondément immoral qu'un individu à peu près dénué de talent devienne une star du jour au lendemain sans passer par les fourches caudines de la reconnaissance progressive, s'inquiètent les élitistes. Au contraire, il y a un aspect transgressif à brûler les étapes dans cet ascenseur pour la gloire que représente cette émission, se réjouissent les populistes.

Certains ont comparé cette émission à une fabrique de monstres, des *freaks*, en référence au mythe de Frankenstein. Les jeunes ne sont qu'une matière malléable pour faire revivre des archétypes, il s'agit de « doter des êtres ordinaires de facultés extraordinaires », selon la formule de Mary Shelley, auteur de *Frankenstein*. Les fans de Cindy Sanders[1], véritable phénomène médiatique, apprécieront.

On voit dans cette évolution une atténuation de l'exhibition de l'intime au profit d'un véritable travail sur soi, d'une performance avec des partenaires pour participer à un concours de chant et de danse. Le groupe existentiel du *Loft*, censé faire couple, est devenu dans *Star Academy* un groupe à tâche censé produire les nouvelles stars du moment.

Le passage de la télé-réalité au télé-coaching a également été celui de :

– l'encouragement de la spontanéité, de la gratuité, de l'altruisme, de la générosité…
– … au calcul, à l'égo-trip, au plan de carrière dans une stratégie d'autocommercialisation permanente.

---

1. À noter : son prénom, Cindy, est le diminutif de Cinderella, c'est-à-dire Cendrillon, l'héroïne du conte. Après avoir participé sans succès à plusieurs castings et émissions de télé-réalité, elle est devenue la « Star des losers », la star des causes perdues, la sainte Rita de la religion cathodique, la preuve vivante que les médias peuvent « fabriquer » des stars à volonté sur le mode de l'ironie.

© Groupe Eyrolles

Les émissions inspirées du coaching

- Les télé-crochets et leurs jurys : *Star Ac'*, *Pop Stars*, *À la recherche de la nouvelle star*.

- L'expérience de vie, les coachs de mode de vie, les échanges de vie : *Échange de maman* ou *Vis ma vie*, le coach est là pour tirer les leçons.

- Du simple conseil « pour être mieux dans son corps et dans sa tête » avec Daphné Desjeux (*My Téva*), le coach est un entraîneur physique et mental.

- Le psy au travail : confessions intimes sur un mode psychologique, la restauration de l'harmonie entre générations grâce au « grand frère ».

- Corriger le tir : le rêve de métamorphose : *Super Nanny*, l'éducatrice, *C'est du propre* avec deux fées du logis, *Queer*, opération de relooking d'un « blaireau » par cinq gays censés être les dépositaires du bon goût et *Relooking extrême* où l'on refait littéralement la candidate. La décoration selon Cendrine Gomez ou Valérie Damidot, qui transforment radicalement maisons et appartements.

- Les coachs professionnels : l'apprentissage d'un métier ou SOS conseils avec *Oui, Chef*. Panique en cuisine avec Jean-Pierre Coffe et *Allô Sophie* (Dudemaine) pour secourir les inaptes à la cuisine…

Dans toutes ces émissions, les coachs ou ceux qui font office de coachs ne vont pas jusqu'au bout de leur fonction. Ces émissions restent encore un pur spectacle de la bonne fée qui s'est penchée sur un problème et elles ne proposent pas au public des modèles transférables pour leur vie quotidienne. C'est encore à chacun de tirer la leçon.

© Groupe Eyrolles

Les motivations sous-jacentes

On y trouve pêle-mêle :

- le syndrome d'Andy Warhol qui a déclaré : « Dans le futur, tout le monde aura son quart d'heure de célébrité. » Il a également déclaré pour brouiller les pistes : « Dans le futur, seulement quinze personnes seront célèbres » et « Dans quinze minutes, tout le monde sera célèbre. » La plupart des jeunes rêvent de devenir des stars. Passer simplement à la télé représente un accomplissement en soi, ce qui constitue une puissante trame d'identification sociale ;
- le syndrome du « Peeping Tom », le voyeur qui veut tout voir, entrer dans l'intimité des concurrents ;
- le syndrome du « flasher » provocateur : l'exhibitionniste qui transgresse, porte-parole de la rage de paraître dans une société d'envie ;
- le syndrome de Cendrillon, le miracle de la bonne fée et le chemin pour y arriver.

On peut y voir également l'agitation de quelques thèmes universels chers aux voyantes :

- l'amour, pour découvrir le jardin secret de celui ou celle qui ose pour nous s'exhiber devant tous ;
- l'argent, pour la récompense des efforts et le sacrifice de son intimité ;
- les relations humaines, une vie par procuration dans le partage et la proximité des émotions, des joies et des angoisses, les défis physiques et l'engagement du vote par SMS pour son poulain.

De plus, on peut y repérer les modèles de réussite dans tous ces domaines : comment agir, comment se comporter pour séduire le plus grand nombre et l'emporter.

© Groupe Eyrolles

Le mythe de l'identité réussie : la célébrité

Ce qui motive plus profondément les joueurs, c'est ce désir de montrer, de révéler leur personnalité pour mieux se connaître et être reconnus, pour exister plus en face de téléspectateurs-voyeurs. Comme ces adolescents qui multiplient les rencontres « pour tout se dire et ne rien cacher », il s'agirait pour eux de communiquer des éléments de leur monde intérieur pour mieux se les réapproprier dans le meilleur des cas. Montrer cette part intime de soi, cette « extimité »[1], relève du désir d'en faire reconnaître la valeur, de la faire valider et de s'en réjouir. Les candidats sont partagés entre deux stratégies :

- ne jamais dévoiler leur vraie nature dans cette société de communication et de jeu en proposant un « faux self » à voir, un simple leurre. « J'ai montré ce que j'ai eu envie de montrer » ;
- être profondément authentique, en espérant que cette option sera payante. « J'ai été sincère… », comme si cela était possible à la télévision.

Qu'ils répondent aux annonces de casting sur un pari ;

qu'ils soient attirés par l'appât du gain ;

qu'ils désirent jouer avec leur destin ;

qu'ils désirent secrètement rencontrer l'âme sœur présélectionnée par les « casteurs » ou vivre quelque chose d'unique, le contrat est toujours le même : ils sacrifient une partie de leur intimité, de leur vie privée en échange de célébrité, même éphémère.

© Groupe Eyrolles

---

1. Cette expression est de Serge Tisseron, qui aborde les nouvelles relations induites par les nouvelles technologies dans *Virtuel, mon amour*, Paris, Albin Michel, 2008.

En cela, ils apportent avec eux le spectacle d'une légère transgression, une compensation, un contre-pied aux discours et aux conduites dictés par les institutions, qui prônent la mesure, la retenue et la méfiance et qui visent à réprimer tout ce qui provient du champ émotionnel ou pulsionnel pour mettre cette énergie au profit du corps social.

Quand le coach paraît à la télévision : de la télé-raison à la télé-émotion

Quand l'émission fonctionne parfaitement, ce qui est montré à la télévision est un changement spectaculaire, une sorte de métamorphose magique, comme l'avant/après de la publicité lessivielle. Le coach du changement de vie « accompagne » les gens dans le passage d'un cycle à l'autre, ce qui est davantage le travail d'un psychologue. Mais comme les coachs sont à la mode, tout ce que fait un « psy » peut être désormais « repackagé » sous le label « coaching ». Et la tentation commerciale est grande, pour les psychologues ou psychiatres véritables, de se reconvertir en coachs, en oubliant au passage certains éléments de leur déontologie. Comme pour n'importe quel secteur de la consommation, il faut alors trouver de nouveaux angles créatifs pour plaire aux clients, être constamment dans la course à la nouveauté.

En dépit de toute déontologie, le coach peut révéler devant des millions de téléspectateurs de véritables traumatismes, ce n'est pas toujours du « docu-fiction », ou alors les participants sont de très bons comédiens rompus aux techniques d'improvisation comme dans le *Jerry Springer show* ou l'équivalent français : *Ça va se savoir*.

Faire pleurer les participantes est le but sacré de l'exercice de télé-coaching à chaud, en direct, il est le garant de l'attachement

© Groupe Eyrolles

en train de se produire sous nos yeux de voyeur. Le langage des émotions et des larmes, le sentimentalisme, a remplacé toute raison à la télévision.

La demande sociale existe

Ces émissions de coaching profitent de la crise identitaire et de la peur de l'exclusion pour accompagner les citoyens, les audiences, les consommateurs, dans la définition de leur propre identité Ce qui se joue dans ces émissions, c'est le processus d'identification : il convient de montrer aux Français qu'ils peuvent tirer des leçons pour leur propre vie au quotidien, pour résoudre leurs problèmes. Une sorte de développement personnel collectif à valeur d'utilité publique pour s'adapter au monde tel qu'il est, tel qu'il est véhiculé dans les médias et les codes de l'entreprise.

Cela implique, de la part des communicants, d'assumer une fonction sociale, que plus personne d'autre ne remplit réellement : l'assistance au positionnement personnel des individus, pour les aider à découvrir, mettre en place et assumer une identité, à la fois socialement acceptable et personnellement gratifiante.

C'est un encouragement à la spécificité individualisée des identités sociales, qui répond bien aux aspirations actuelles de personnalisme, c'est-à-dire d'identité unique mais socialement intégrée.

Dans ces programmes télévisés, on signifie la permission d'être différent sans être marginal, mais on ne donne toujours pas vraiment la recette pour l'appliquer dans sa propre vie. On exhibe des exemples partiels plutôt spectaculaires, on facilite l'identification, mais rien n'est fait pour assurer tout à fait le transfert d'expérience.

© Groupe Eyrolles

Or, entre la rigidité ultraconservatrice et le désordre identitaire généralisé, au-delà de l'imposition de modèles qui n'ont plus rien de spontané, au-delà des réponses programmées aux différentes situations que l'existence s'ingénie à mettre devant les individus, on voit bien naître un fort besoin de coaching personnalisé pour se faire « stéréotyper sur mesure ». Il s'agit alors de trouver un juste compromis entre la rigidité des archéo-normes, son mode de vie en nécessaire évolution et sa propre personnalité profonde. C'est ce qui fait le succès de tous les livres *How to*, comment devenir… mais aussi celui de tous ceux qui vivent sur la détresse des autres, celle qui est provoquée par cette crise de la construction de l'identité.

Opportunités

L'ultime recette pour les communicants se profile donc dans le dépassement de cette mode médiatique de l'individuation-spectacle, vers le conseil suivi en individuation vécue, sur la durée, rassurée par des figures d'autorité, à travers toutes les formes d'accompagnement et de prise en charge.

© Groupe Eyrolles

3.

La marchandisation de l'intime : le mythe de la transparence

L'outil idéologique du coaching

« We are the world, we are the people »

Autrefois, on vendait sa force de travail, ses bras dans un système productif, son courage dans l'arène ou sur un ring, son endurance ou son habileté sur les terrains de sport ou les stades. Puis on a vendu son temps de travail ou de présence, son intelligence, sa capacité à organiser, diriger, entreprendre, puis également son sourire, sa bonhomie, sa capacité à vendre.

Aujourd'hui, on vend l'intimité de la vie des gens ordinaires à la télévision, la vulnérabilité des auteurs dans des romans d'auto-fiction et la vie privée des stars dans les magazines people, le tout au nom de l'authenticité. Une marchandise particulièrement prisée et « addictive » puisqu'elle représente aujourd'hui un véritable marché florissant.

Strip-tease du for intérieur

Nous vivons une période de grand déballage dans un règne absolu de l'image, où dévoiler son intimité est devenu un fait

© Groupe Eyrolles

de société. Confessions, photos volées, secrets d'alcôve se monnaient au prix fort. Le voyeurisme et la transparence sont des notions qui ont de plus en plus cours, dans un mouvement de désacralisation du politique et de banalisation du star system relayés par le phénomène du blog sur Internet.

Les amours tumultueuses et la vie médiatique trépidante du président Sarkozy en sont un bon exemple : « Entre Carla et moi, c'est du sérieux… »

Les nouvelles icônes : des consommables accessibles

L'espace mondain est devenu planétaire. Paris Hilton, jeune héritière, participante à des émissions de télé-réalité où elle partage la vie de fermiers aux États-Unis, s'exhibe devant des millions de gens, chaque semaine dans les tabloïds et la presse people quand ce n'est pas sur le Net en train de s'épanouir avec son « boy friend ». Elle participe de l'idée d'un monde où tout est possible. Les Webcams se multiplient avec des sites d'exhibition 24 h sur 24 h, amateurs et professionnels, tout le monde prend des photos sur son portable au moindre événement dans le secret espoir de les vendre, la caméra de télévision est présente dans les vestiaires des sportifs.

Les « nègres » sont des coachs qui fabriquent l'identité de leurs interlocuteurs dans leurs fictions

La télévision, avec son cortège d'agences et de sites de casting, est devenu le nouveau confessionnal relayé par la presse people qui relate les irrésistibles ascensions et les déchéances médiatiques de ces nouvelles icônes dont l'intimité est d'emblée acquise (le prix à payer) ou de vieilles célébrités en voie de recyclage. La presse people est partie prenante dans la fabrication

© Groupe Eyrolles

de la fiction, elle dénonce les trucages des émissions, révèle la vraie identité ou la véritable personnalité des concurrents. Elle suscite, nourrit et amplifie la polémique en toute complémentarité avec les émissions de télé-réalité ou de télé-coaching. L'édition a également emboîté le pas en publiant des ouvrages tels que les mémoires ainsi que les biographies de toutes les célébrités fabriquées de toutes pièces.

De plus, cette vague de l'exhibition de l'intime a même inspiré des auteurs plus littéraires. *La Vie sexuelle de Catherine M.* s'est vendu à plus d'un million d'exemplaires. Les infortunes de Justine Lévy, les révélations de Brialy, les confessions de la nouvelle vague des jeunes auteurs aux vies tumultueuses, drogue, inceste, prostitution, etc., font partie de ce grand mouvement commercial.

Les blogs intimes des anonymes, les pages de *Facebook* affichent les préférences sexuelles de leurs auteurs, leurs enthousiasmes, leurs états d'âme en créant des liens et des réseaux, une masse incroyable de renseignements vrais ou faux sur la personne. Les blogs des célébrités font parfois contre-feu aux révélations des tabloïds, par le dévoilement des émotions, des colères, des faiblesses, des handicaps.

Le mécanisme réside dans ce passage désormais ouvert entre le privé, l'intime et le mondain : l'espace public. Il est très similaire à celui du coaching de l'accompagnement. Très souvent ces livres de confessions sont écrits par des « nègres », ces coachs-écrivains qui accouchent leurs auteurs à l'aide de longs entretiens pour refabriquer une image, une épaisseur psychologique aux motifs complexes, une identité surprenante et attachante dans la fiction du livre. Ce livre-passage est une forme du destin, la consécration d'un changement d'état, de vie, conféré par le succès, un surplus de notoriété, un surplus

© Groupe Eyrolles

de reconnaissance. L'espace médiatique est devenu l'unique lieu de la reconnaissance, du succès rapide, la voie de la promotion sociale accélérée et avérée pour de jeunes adultes principalement. Se révéler, c'est se rendre transparent ou, du moins, le faire croire.

Le voilé/dévoilé : l'érotisation des rapports sociaux

Comme nous l'avons vu précédemment, tous les noms de l'actualité récente, toutes les icônes qu'on nous propose, à nous, « foule sentimentale », les héros de la télé-réalité, les héroïnes de la presse people jeune, les stars de l'essentiel de la télévision représentent autant de modèles et d'antimodèles, propres à l'identification dans le processus de construction de nos identités. Les médias nous font découvrir ce qui est voilé, caché, celé dans les alcôves, dans les couloirs du pouvoir, dans l'intimité des gens. Les Anglo-Saxons désignent ce phénomène par le terme « *exposure* », qui recouvre un peu plus de terrain sémantique que notre mot « exposition ». En effet, on y retrouve non seulement des sens comme l'exposition médiatique, mais également les révélations d'un secret ou d'une culpabilité, l'assujettissement au regard de l'autre aussi bien que l'exhibition volontaire. Il y est toujours question d'être exposé dans le sens de prendre des risques, sans protection, en bref, de montrer sa vulnérabilité, s'érotiser en quelque sorte.

Moi et mon profil, la burqa virtuelle

Les clubs de rencontre jouent la carte de la transparence. On peut y consulter la fiche quasi anthropométrique, la photo, la « bio intime » de chacun des prétendants ou prétendantes. Les processus à l'œuvre, quand on remplit sa fiche sur *Meetic* ou sur *Facebook*, sont en rapport avec une recherche prioritaire de

© Groupe Eyrolles

relation spéculaire, en miroir. La recherche du Même devient la quête essentielle, la figure du double, « celui ou celle qui nous comprend parce qu'il nous ressemble », « celui ou celle qui a la même play list amoureuse », la même liste de réponses à des critères imposés par le site. La grande illusion est en marche, le piège se referme, le grand enfermement dans une sorte de burqa virtuelle : le profil efficace et performant, une mutilation de l'identité individuelle. L'individu se réduit à un système de signes décodables par l'interlocuteur privilégié, celui qui possède le même répertoire personnel. Comme dans les entretiens avec les coachs, la réduction constante de la tradition transmise et de l'improvisation personnelle est à l'œuvre dans la définition de son identité.

De là découlent un appauvrissement volontaire, le passage obligé de l'empire du sens à l'empire des signes, une disqualification du symbolique, un effacement des références premières, une dissolution du social dans une technicisation croissante, une méfiance des idéologies ou simplement des opinions tranchées, pour ne conserver qu'un squelette de signes, aux significations flottantes, contradictoires, éphémères, souvent même mensongères ou vulgaires.

La notion de profil personnel : le CV

De la même manière, pour trouver un travail, il faut savoir rédiger plusieurs variantes de son CV, savoir « se vendre » à tel ou tel type d'entreprise, c'est-à-dire avant tout de bien traduire, recadrer la demande et les besoins de l'entreprise. Il faut savoir présenter le meilleur de soi-même, montrer son enthousiasme lors d'entretiens ou d'auditions, se maîtriser, se contrôler, envoyer les bons signaux, ceux que les coachs vous conseillent d'envoyer.

© Groupe Eyrolles

La gestion des recettes de vie

Si les jeunes et leurs parents regardent la télé-réalité et le télé-coaching comme un spectacle et comme un jeu anodin qui suscite au maximum la polémique, les conversations de bistro sur les recettes de la réussite, les enjeux véritables de ce phénomène générationnel sont du côté de la mise en scène de nouveaux rapports sociaux. Les médias par leur puissant recours à l'imaginaire sont devenus une formidable machine sociale où se jouent, se miment les rapports sociaux, la définition des identités performantes, selon certains principes. Les médias deviennent un laboratoire où l'on recueille la pédagogie des rapports sociaux, l'évolution des mœurs et des nouveaux styles de vie, le lieu de naissance des nouvelles identités. Les principes d'intégration et d'exclusion, de sélection, d'élection, de séduction, de domination, de soumission, de manipulation sont constamment mis en scène sous toutes leurs formes. C'est dans les médias que les spectateurs viennent chercher des recettes de vie.

Sous la férule de nouveaux coachs, posture que prennent les journalistes de la presse écrite ou de l'audiovisuel eux-mêmes, ainsi que naturellement tous les animateurs de « talk shows », on peut apprendre les nouveaux codes de conduite, les nouveaux modes de pensée, les nouveaux modes de consommation, les nouveaux modes d'adaptation à cette nouvelle réalité générationnelle.

Pour s'identifier et comprendre les mécanismes de l'intégration et de l'exclusion, on nous propose une vie par procuration dans une école du plaire qui utilise abondamment les masques et les jeux de rôle. Le jeu vidéo live, le clash entre réalité et fiction, entre personnage et personne, entre jeux de rôle et improvisation contribuent à alimenter le réservoir dans lequel on peut puiser.

© Groupe Eyrolles

Les révélations successives alimentent la narration. La régulation s'opère par la mise en scène de la confession publique face à la caméra, le tout au nom de la transparence, qui voudrait garantir l'authenticité de ces pseudo-rapports.

Les médias viennent au secours d'individus/particules sans repères pour leur proposer de nouveaux cadres narratifs, de nouvelles histoires ou le feuilleton de la vie mode d'emploi.

Ces cadres narratifs ne sont pas formulés en tant que tels, pour l'instant, mais l'idéalisme sous-jacent s'y exprime à travers l'émotion et la transparence, l'outil idéologique du coaching par excellence.

Le mythe de la transparence dans les médias

La transparence est ce qui laisse paraître la réalité. Elle peut être vécue comme une intrusion, une impudeur, un irrespect des autres, une volonté de dévoiler leurs secrets. Au plan individuel, les caméras de surveillance, la biométrie, l'accès aux relevés bancaires, aux listes de passagers dans les avions, le programme échelon peuvent apparaître comme autant d'agressions et de limitations de sa liberté, mais toutes ces choses sont devenues accessibles pour lutter contre le terrorisme, au nom de la sécurité, et personne ne semble s'en offusquer outre mesure. En revanche, au plan social et politique, elle est associée à une idée morale de vérité. Une société transparente reste un gage de démocratie, mais elle peut également, dans ses excès, se révéler comme une désacralisation du pouvoir.

Faire disparaître les rôles et les personnages des rapports humains dans une existence translucide pour des êtres sociaux limpides dans l'éloge de la sincérité, de la confession et de la mise à nu de son for intérieur. Supprimer la frontière entre public et privé. Tels sont les projets de toutes les cités idéales, de

© Groupe Eyrolles

toutes les cités radieuses, mais également de toutes les prisons. Dans l'idéal, les prisonniers doivent être constamment sous le regard des surveillants comme dans le *Panopticon* de Jeremy Bentham. Une tour centrale est entourée par un bâtiment circulaire divisé en cellules ouvertes sur l'intérieur et l'extérieur de l'édifice. Les habitants (prisonniers) sont ainsi isolés les uns des autres mais toujours sous le regard des autres et surtout sous celui du surveillant invisible de la tour centrale. Voir sans être vu, l'essence même du pouvoir de domination selon Michel Foucault, qui réside dans cette possession différentielle d'information et de connaissance.

Une surveillance globale et individuelle, qui ne masque plus par le jeu, comme dans le *Loft*, la violence des rapports sociaux à l'œuvre.

On voit poindre un nouvel homme rationnel et transparent, celui de la télé-réalité, capable de vivre 24 h sur 24 h sous l'œil de la caméra sans avoir jamais rien à cacher dans 225 m^2 avec onze congénères.

Génération histrion ou l'illusion de la singularité

Le photophore, le porteur de lumière, pourrait servir de métaphore de notre époque.

« Les hommes moyens dont l'esprit est surexcité mais incapable de se libérer dans la création, éprouvent le désir de se donner en spectacle. »

Robert von Musil, *L'Homme sans qualités*.

Désormais, chacun porte avec soi les conditions de sa mise en spectacle pour être visible dans un monde qui ne garantit qu'une seule chose : l'anonymat. Les designers Viktor et Rolf semblent avoir compris ce phénomène et font entrer la mode

© Groupe Eyrolles

dans la littéralité de notre époque. Le quart d'heure de célébrité doit s'accompagner de théâtralité, en respectant des règles : l'unité de lieu, de temps et d'action. Lors d'un récent défilé, ils ont mis en scène un « portemanteau », c'est ainsi que l'on désigne parfois le mannequin, ou faut-il dire le modèle, qui se promenait sur le podium avec une superstructure portant des projecteurs servant à sa mise en lumière. Le podium devient alors le lieu de l'outrance, dans un temps de l'emphase et de l'action cérémoniale de la génération des histrions.

Chacun se promène avec sa lampe de poche symbolique avec des traits qui le soulignent comme dans la pub de l'iPod, des traits blancs qui l'arrachent à son statut d'ombre ou de silhouette en le rendant singulier aux yeux des autres.

Cette recherche de singularité formelle rééquilibre la pression sociale exercée par une société d'hyperformatage. Elle offre un ersatz de singularité à tous ceux qui croient y échapper.

On leur vend tout sur ce thème de la personnalisation, de la mise en lumière de l'individu. Ils participent consciemment ou inconsciemment à l'illusion généralisée de la singularité à travers des manifestations émotives spectaculaires. Ces histrions, que l'on instrumentalise sur des scènes sociales, que l'on vide de toute consistance, sont devenus les comédiens de leur propre vie. Ils se caricaturent à l'envi, couvrent de leur bruit toute manifestation intelligible de notre époque, et, comme des gens saouls de leur propre liqueur, ils monologuent pour ne rien dire, ils occupent l'espace, ils récitent des lieux communs avec des airs inspirés et se réveillent chaque matin avec la gueule de bois et un sentiment de vacuité.

Ils ont perdu de vue ce qu'est la vraie singularité, ce qui distingue du nombre, qui nécessite une distanciation, une construction psychologique différente de l'empilement des styles

© Groupe Eyrolles

d'objets ou de produits qui les entourent. Ils ont perdu de vue cette énergie au goût d'absolu, cette capacité à s'émerveiller devant la simple condition humaine, ce qui fait lien avec l'espace universel, ce lieu où l'on apprend à être étranger perpétuel.

Le coaching politique, la gestion de l'image

Si le langage politique a pour objet l'opinion publique, l'exhibition de l'intime et de ses états d'âme va à la conquête des cœurs, l'envie de se faire aimer à tout prix. Lors de la publication de photos privées ou de biographies, on assiste à un jeu de leurres entre manipulateurs et manipulés. Si les photos ou les biographies ne sont pas autorisées, elles déclenchent toujours une réponse indignée et *de facto* provoquent une double présence médiatique. Si elles sont autorisées, elles sont fabriquées par des « *spin doctors* », une autre figure des coachs, chargés de contrôler l'image de leurs clients et leur donner, leur fabriquer une dimension plus humaine, plus fragile. L'intimité devient alors un territoire d'incarnation, de sincérité.

Dans tous les cas, il convient de ne jamais laisser s'effacer son image, de maintenir une pression médiatique à tout prix par la présence et le paraître. La construction du réel se fait tout d'abord par les images du vitrail de son action, secondairement par les portraits de son quotidien et enfin par des confidences, qui deviennent une nécessité pour mieux gérer son apparence en réchauffant son image.

La transparence est un rapport au pouvoir, un mode de gestion sociale

Comment se légitime un pouvoir ? En général, par la maîtrise des systèmes de représentation, par une qualité de conformité à un imaginaire social, une « scénarisation » à laquelle on peut

© Groupe Eyrolles

s'identifier et reconnaître au passage les figures du pouvoir. Ce qui constitue le travail essentiel des « *spin doctors* », les conseillers en communication, les « embobineurs de médias ». Et, dans l'idéal, chaque « *spin doctor* », chaque conseiller en communication politique rêve de devenir « le » coach des médias.

L'objectif consiste à réaliser l'adéquation parfaite entre le pouvoir et sa représentation. Pour cela, il faut mettre au point un habile mélange de secret et de transparence. Le pouvoir dans son essence même contient une part de secret, c'est cette notion qui le relie au sacré dans l'expression d'une séparation, d'une démarcation, entre ceux qui savent et ceux qui ignorent, entre le sacré et le profane.

On peut prendre des exemples dans l'actualité récente en France. Les allers et retours de la communication présidentielle en 2008 illustrent ce phénomène du dosage entre spectacle et secret. La règle d'or que l'on peut tirer de l'actualité récente est qu'à force de céder aux sirènes de l'empire de la séduction, la chute de la conviction se traduit par une baisse spectaculaire dans les sondages.

Nicolas Sarkozy est sans doute le premier président à avoir compris la puissance de la « visibilité » en tant qu'attribut du pouvoir et de la notoriété. En revanche, il semble avoir totalement oublié la seconde nature de ce pouvoir, qui a besoin de mystère et de secret pour instaurer une certaine sacralité, « la forme visible de l'invisibilité » disait Roland Barthes en parlant du palais impérial japonais. La rage de paraître du président, même si elle correspond parfaitement à l'air du temps, est contre-productive dans l'exercice du pouvoir. Il semble vouloir remonter tout seul les marches du podium tous les jours. Le mythe de Sisyphe n'est pas loin. Son goût pour « la polémique

© Groupe Eyrolles

pour la polémique » lui fait oublier certains objectifs, les idées et les principes fondamentaux de son propre programme, une redéfinition de l'identité, une rupture d'avec le scepticisme, une réévaluation fondamentale des normes de l'existence quotidienne. La transparence, véritable miroir aux alouettes, devient vite un bourbier pour ceux qui oublient la nature profonde de tout pouvoir.

Contre l'opacité du monde économique

La transparence dans l'entreprise ? La transparence est en voie d'installation pour assurer la sécurité des investisseurs. Après les effondrements d'Enron, de Worldcom, qui ont révélé les pratiques de dissimulation des mauvais résultats. Après les scandales immobiliers des « subprimes » et la mise à jour de produits financiers élaborés par des chercheurs en mathématiques peu soucieux de l'emballement du système. Pour réguler les excès du capitalisme, pour restaurer la confiance, pour lutter contre l'opacité, la loi impose l'amélioration de l'identification des actionnaires, la traçabilité des mouvements de capitaux à des moments stratégiques dans l'évolution rapide de certaines actions dues à des délits d'initiés, la publication de la rémunération des dirigeants sociaux et ses effets pervers, parce qu'ils réajustent leurs salaires en se comparant les uns aux autres, etc.

On imagine aisément que les coachs sont présents en cas de gestion de crise, que des cellules se créent pour répondre à la nouvelle exigence de transparence, l'exigence de nouveaux récits. L'histoire de Jérôme Kerviel en est un parfait exemple. Ce « broker » de la Société générale a servi de bouc émissaire et de point de fixation pour éviter d'aborder de manière trop directe les dysfonctionnements du système bancaire et les complicités dont il aurait bénéficié.

© Groupe Eyrolles

Je suis partout

À travers ce panorama, nous avons vu que le coaching possède son utilité, il est présent partout dans les médias, il correspond bien à de fortes attentes de la population, dont l'une des angoisses fondamentales consiste dans ce sentiment d'inexistence. Il sert à donner des indications, des recettes, des formules magiques de métamorphose, à constituer le guide du « self-image marketing » pour se construire une ou plusieurs identités viables dans une société jungle.

© Groupe Eyrolles

Quatrième Partie

Pour échapper à l'emprise des artisans du conformisme : l'égotopie, l'élection de Soi

« Self-invention » :
Ma personnalité créative
pour m'exprimer et m'inventer
Bienvenue en Égotopie

« Certains peintres transforment
le soleil en point jaune ;
d'autres transforment
un point jaune en soleil. »

Pablo Picasso

L'héritage de 68 : une identité qui fait sens

Nous vivons encore aujourd'hui sur un même modèle culturel, et cela depuis près de quarante ans, un modèle directement hérité de Mai 68. Et, même si aujourd'hui les jeunes générations n'ont plus présent à l'esprit Mai 68 comme référence, nous sommes en réalité toujours les héritiers de cette période, qui fut la seule véritable rupture à avoir profondément modifié les mœurs et les modes de vie. Ces événements ont en effet durablement influé sur les états d'esprit comme sur les comportements, aussi bien dans le domaine privé que dans la sphère sociale. La caractéristique essentielle de l'esprit de Mai 68 s'est traduite dans la tentative désespérée de trouver des valeurs à la société de consommation des années 1960. Les critiques fondamentales adressées au système étaient, d'une part, la dénonciation de la dissolution de toute valeur dans l'avènement du règne de la marchandise et, d'autre part, la contestation radicale de l'autoritarisme et du dirigisme d'un système usé qui ne correspondait plus à l'essor de la modernité.

Nous pouvons nous poser deux questions :

– Qu'est-ce qui nous en est resté ?

– Qu'est-ce qui a fondamentalement changé ?

- Le premier héritage de 68 est l'anti-élitisme, une notion impliquant un point de vue égalitaire au sein de la société. Un idéal de société de partage ou, au moins, une société solidaire.

- Le deuxième, c'est l'hédonisme, la quête de bien-être et de jouissance, une attitude à l'époque qui était résolument anti-matérialiste, considérant que l'important n'est pas l'argent pour lui-même, mais ce qu'on en fait… L'important, c'est le plaisir…

© Groupe Eyrolles

* Le troisième aspect, c'est la société de loisirs, l'antiproducti-visme, le rejet du travail répétitif, du conditionnement, que l'on retrouve dans le slogan : « perdre sa vie à la gagner », avec, en héritage, les 35 heures, loin du « travailler plus pour gagner plus » qui a fait florès.
* Le quatrième aspect réside dans l'émergence progressive d'une permissivité tolérante : « il est interdit d'interdire », contre le dirigisme d'un État omniprésent, contrôlant la société dans un carcan jugé étouffant par la jeunesse. Libéra-tion des mœurs, libération de la femme, libération sexuelle.
* Le cinquième aspect est la créativité, l'imaginaire, la parole à l'imagination, « les murs ont la parole »… Contre le confor-misme ambiant d'une société hiérarchique condamnée à la reproduction sociale de modèles figés ne répondant plus aux évolutions d'une société en voie d'urbanisation rapide et de modernisation, une formidable envie de « changer la vie ».

En héritage, nous avons reçu le droit à la consommation et le droit à la qualité de vie, le plaisir de vivre, et non plus celui de l'utilité et de la nécessité, le droit à la créativité, le droit au bonheur.

Bonheur, vous avez dit bonheur ?

En héritage de 68, il y a encore la conception du bonheur : le désir, le mouvement, des idées, l'amour libre, l'amitié, la soli-darité, les liens privés, qui restent encore des priorités dans les sondages d'opinion au détriment de la carrière, de l'argent et du métier. Dans un monde déstabilisant, le tissu altruiste des liens sociaux assure la protection que ne prodigue plus la société de compétition généralisée. Le recentrage sur la sphère privée et familiale est général, le monde de l'entreprise n'est toujours pas perçu comme un espace d'épanouissement, au contraire, il est de plus en plus inquiétant.

© Groupe Eyrolles

Cette conception du bonheur reste un héritage de 68. Ce n'est pas la réussite chiffrée d'une existence passée à accumuler des richesses ou à conquérir des marchés qui est valorisée. Les jeunes, aujourd'hui en France, ont envie d'être utiles, intègres et débrouillards, sans se laisser envahir par des règles ni enfermer dans une identité définitive[1].

Le droit au « final cut »

Le *final cut* est un terme de l'industrie cinématographique utilisé quand le réalisateur d'un film possède une autorité contractuelle qui lui confère une totale indépendance pour la réalisation du montage définitif du film qui doit sortir en salle. Aux États-Unis, seuls peu de réalisateurs de Hollywood possèdent ou possédaient ce privilège : Stanley Kubrick, Steven Spielberg et Ridley Scott. Il y a un caractère autoritaire dans cette expression, celui d'un auteur qui veut augmenter le sens de son œuvre en la maîtrisant jusqu'au bout, une sorte d'absolutisme catégorique. Une vaine tentative de suppression de l'ambiguïté dans la fermeture du sens, un ultime essai de maîtriser la fin.

Aujourd'hui, les gens veulent conserver le privilège de donner eux-mêmes un sens à leur propre vie et, en quelque sorte, comme les réalisateurs du cinéma indépendant veulent conserver ce droit inaliénable de tout créateur, le *final cut*, le droit de monter son film comme on l'entend sans passer par les fourches caudines du marketing ou de la production ou du comité de visionnage, etc. Tous ces organes institutionnels qui décident pour vous ce qu'est un film ou une vie réussis.

---

1. « Les styles de vie des jeunes », 2008, étude du CCA.

© Groupe Eyrolles

146

Sans doute est-il difficile de bien ponctuer son existence entre les différents cycles de vie. Aujourd'hui les césures ne sont plus aussi franches. Il est de plus en plus difficile de savoir aussi bien ce que l'on abandonne, ce à quoi on renonce pour gagner ce à quoi l'on a droit, ou ce qui devient possible une fois le cycle passé comme tous ces caps de Bonne-Espérance.

Le droit au *final cut* consiste à « monter le film de sa propre vie », pour lui donner un sens, le droit de devenir l'auteur de sa propre vie. C'est peut-être cela le sens d'une vie réussie, une vie dont on devient progressivement l'auteur.

Rupture, vous avez dit rupture ?

Et si on parle aujourd'hui de rupture, c'est par rapport à ce modèle de 68, et ce n'est d'ailleurs pas un hasard si l'actuel président de la République a fait sa campagne électorale très largement sur un thème « anti-68 », pour confirmer que la précédente rupture datait effectivement bien de cette époque. Et que nous sommes sans doute à la veille d'une nouvelle rupture, une nouvelle révolution culturelle, qui aura probablement autant d'importance, autant d'impact sur les modes de vie. Le modèle hérité de 68 est attaqué de toutes parts, fragilisé et, donc, il est tout à fait possible que l'on soit en train d'amorcer un virage aussi important que ce qui s'est passé il y a une quarantaine d'années, et qui va profondément influer sur les années à venir…

Le changement de paradigme tant attendu

Le premier effet de la rupture est ce qu'on appelle un changement de paradigme, un changement de perspective, un nouveau modèle de pensée, un nouveau modèle social.

© Groupe Eyrolles

Un nouveau style de vie est en train de naître sous nos yeux, un nouveau mode de vie, basé sur trois impératifs d'adaptation qu'il va falloir faire coexister de façon simultanée. Un style de vie en trois dimensions, celui de « l'individu 3D ».

Dans cette équation, l'individu veut bien « sacrifier » une partie de lui-même à construire une dimension fonctionnelle importante, d'autant plus importante que le discours social et politique a remis au goût du jour la valeur travail. Mais dans la « maison de son nom », il reste encore deux dimensions, celle du bonheur privé, qui se situe au-delà de l'avoir, et celle de l'égotopie, véritable ouverture sur le don et la création.

Pour résumer les grands tournants qui ont conduit à notre époque, nous pouvons distinguer trois ères.

* L'ère du devoir : avant la guerre, nos parents vivaient dans l'ère de la contrainte et de l'astreinte. On faisait les choses par devoir, par vertu, parce qu'il le fallait, parce que la nécessité l'exigeait, dans une société faite d'obligations et de responsabilités, de dettes symboliques ou réelles…
* L'ère du désir : à partir des années soixante-dix, nous sommes entrés dans l'ère du désir, la marque de fabrique de notre époque, celle d'un désir spontané, individuel, d'un désir illustré par des slogans publicitaires tels que : « Je le sens-je le veux. » Une société faite d'impatiences, de passions, d'aspirations à connaître de nouveaux horizons, d'ardeurs à vivre de nouvelles expériences, d'espoirs que la vie elle-même pourrait changer. « Soyez réalistes, demandez l'impossible. »
* L'ère des exigences : or il nous semble que nous entrons dans une nouvelle ère, où la notion de désir, de motivations venues de l'intérieur de soi passe au deuxième plan, au profit d'exigences souvent contradictoires, et imposées de l'extérieur.

© Groupe Eyrolles

L'ère des exigences change radicalement le climat social ; l'essentiel des modes de vie, de l'énergie est dirigé non plus à rechercher l'accomplissement d'un désir individuel, mais à assumer et à répondre à des impératifs sociaux. Une société sous pression, qui engendre du stress, rappelle les limites des droits, la nécessité des devoirs, la stricte application des règles du jeu.

Le coaching est né avec cette nouvelle ère, il en est le symbole et l'apologue. Il s'est développé sur les carences de l'individu dans le processus de construction de l'identité, il est l'incarnation des valeurs de l'époque, celle d'une instrumentalisation généralisée posée en système ultime pour résoudre tous les problèmes et sortir de la crise.

De l'ingénierie de la personne au génie de soi

Étymologiquement, l'ingénieur est un constructeur d'engins de guerre, de là vient l'expression : génie militaire. Certains mauvais esprits diront que c'est une contradiction dans les termes, un oxymoron grotesque. Ce sont bien les recherches d'un laboratoire scientifique sur le comportement qui sont à l'origine de toutes les techniques de développement de soi en tant que machine de guerre si l'on prend les mots à la lettre : l'ingénierie de la personne. Une production en série d'individus adaptés à la compétition et aux tâches qu'on leur demande d'accomplir, de bons petits soldats de la société de marché. On retrouve ce vocabulaire guerrier dans le monde de l'entreprise et de la compétition, celui du marketing et de la communication, les cibles à séduire, à conquérir, etc.

Le génie, au contraire, en tant que personnification de l'être, apparaît comme un guide et un protecteur, «immanent à chaque individu dont il symbolise l'être spirituel et à la destinée

© Groupe Eyrolles

duquel il préside[1] ». Une force intérieure optimiste, bien née, qui engendre la création. Il se caractérise également par un ensemble de dispositions, de traits, de particularités, de force d'âme, qui font une spécificité. Cette unicité fonde le génie de chacun. Trouver son génie, c'est apprendre à être Un pour être en mesure de sortir du cadre formaté du développement de soi.

Le coaching nous donne la vision d'un individu qui aurait un esprit malléable et régulable, un cerveau programmable et déprogrammable à volonté, une collection de comportements stéréotypés, la fossilisation des faux-semblants, conduisant à une normalisation des corps. Les épreuves sportives et les épreuves de l'existence sont mises en parallèle, le peuple des gagnants et celui des perdants sont évoqués… Au risque de décevoir les adeptes du coaching, l'expérience subjective ne sera jamais quantifiable ni réduite à la pauvreté d'un vocabulaire sportif psycho-économique. Il convient de dépasser ce modèle étriqué de la construction de l'identité et des processus de subjectivation.

Échapper au mépris

La pression sociale devient de plus en plus psychologique, de plus en plus insidieuse. Les conditions nécessaires à la réalisation de soi rencontrent des obstacles de plus en plus difficiles à surmonter. La gestion médiatique des valeurs minoritaires transformées en simples spectacles ne suffit plus à effacer le mépris affiché envers des pans entiers de nos sociétés. Ces minorités sont simplement privées de toute contribution à notre vivre ensemble.

---

1. Selon la définition du *Trésor de la langue française*.

© Groupe Eyrolles

Quand une société est construite sur des mensonges, des omissions, des refabrications de l'histoire, quand une société prive certaines existences de toute signification positive, alors les modèles de réussite spectaculaire l'emportent sur tous les autres.

Comment retrouver le foisonnement et l'humeur jubilatoire des années créatives lorsque l'impératif de jouissance stigmatise l'insouciance, lorsque la jouissance elle-même est devenue performance avec son cortège d'échecs et de difficultés à vivre ?

Comment ne pas se sentir anonyme ? Comment ne pas se sentir méprisé ? Comment ne pas décevoir ou être déçu ? Faut-il suivre les injonctions et annihiler toute émotion ? Comment réussir sa vie dans un monde qui ne pense qu'à surveiller, contrôler, formater, manipuler, mutiler, instrumentaliser chacun afin qu'il se vende comme un produit packagé, normé, substituable et sérié ?

Il est possible d'éviter tout cela par un effort de reconstruction de toutes les étapes qui constituent notre identité et notre sécurité ontologique :

* le besoin d'amour et d'affection, l'autonomie garantie par des droits et des devoirs, la reconnaissance par ses pairs et par la société en tant qu'être unique ;
* rompre le rapport marchand à soi-même et aux autres est un objectif salutaire pour accéder à l'être soi. Être soi-même est avant tout un exercice de solitude, un exercice du désir de la chose, ce moment unique de l'attente. Être soi, c'est échanger des pensées au cœur du changement et savoir que tout bonheur est de location.

© Groupe Eyrolles

Sauver sa peau : ni victime, ni bourreau, ni spectateur

Nous ne sommes plus dans une société où il y a un lien effectif entre ce qu'on pense, ce qu'on dit et ce qu'on fait. Dénoncer cet état de fait, c'est faire œuvre de moraliste ou de sociologue, se poser en observateur, mais, quand il s'agit de sauver sa peau, autant avoir le courage de dire non, d'écouter une autre musique, avec un autre rythme, du côté du moi. Dire non, au-delà du manque de tact, c'est remettre en cause les choix des autres.

Travailler sur soi, c'est déjà améliorer sa relation aux autres, car le moi ne se connaît et ne s'accomplit qu'en relation aux autres. Ni victime, ni bourreau, ni spectateur, juste une conscience pour devenir humain dans le monde tel qu'il est, pour ouvrir un espace à soi, devant soi. On ne commence à vivre vraiment qu'en sortant des limites de son ego conditionné par le regard des autres, pour apprendre à être soi en toute indépendance, au milieu des autres.

On reste fidèle à soi-même, quand la situation l'exige, dans des temps de controverses et de choix de société, pour aborder les questions universelles de l'humanité. « *I'm doing it my way* » en toute intégrité. C'est peut-être cela aussi l'héritage de Mai 68.

© Groupe Eyrolles

1.

L'individu 3D

Un nouvel enjeu de style de vie

Quels sont ces impératifs sociaux, et de quelle société parlons-nous ? Comment vivre dans un monde de compétition, qui exige de nous tout et son contraire ?

À cette question, les citoyens-consommateurs répondent par une stratégie de caméléon : à chaque contexte son jeu de rôle adapté, plus ou moins sincère, plus ou moins impliqué et motivé, une adaptation multifacette.

C'est désormais un mode de vie « 3D », en trois dimensions, à étudier dans ses trois facettes principales :
– la sphère de la réussite sociale ;
– la sphère du bonheur privé ;
– et la sphère de l'échappée belle imaginaire dans l'égotopie.

Jusqu'alors, de « la ménagère de moins de cinquante ans » aux prospectives de vie, nous l'avons vu dans la première partie, on présupposait une cohérence interne, une logique unique, fédératrice des choix et préférences de chaque public. Même si on avait déjà, par le passé, observé certains sociotypes qualifiés de paradoxaux, ce phénomène s'est généralisé à l'ensemble du corps

© Groupe Eyrolles

social. Ce nombre de modes de vie multifacettes a augmenté. Si bien qu'aujourd'hui, ce sont les types monolithiques qui deviennent l'exception. Jusqu'alors, le sociostyle était un « atome simple », définissant une logique unique et fédératrice, un modèle de pensée et d'action monolithique, stable, directeur de (presque) tous les chapitres de vie. Cette personnalité forte et intangible était une force vis-à-vis du monde extérieur.

Mais, dans un monde de plus en plus complexe, instable, changeant, de plus en plus durement compétitif, à la fois conformiste et intolérant, ce monolithisme est devenu une faiblesse. Il semble inadapté à la nécessaire flexibilité imposée par le jeu de rôle de survie.

Comment être adapté en toutes circonstances ?

Un nouveau modèle d'adaptation est en train de naître : un mode de vie pluriel, fragmenté en trois chapitres compartimentés et étanches, qui obéissent à trois logiques, trois systèmes de valeurs, trois motivations, trois langages, trois modèles relationnels… différents.

Ce mode de vie « 3D » n'est plus un atome simple, mais une molécule complexe, un assemblage de trois modèles souvent différents, voire contradictoires.

Cette société se définit à travers trois sphères distinctes et parfois concurrentielles, trois caractéristiques, trois impératifs concomitants, trois facettes de vie.

1. « Donnez-moi des armes concurrentielles dans la compétition sociale »

- Tout d'abord, nous l'avons vu largement à travers les effets du coaching, il s'agit d'une « société de casting et de formatage »

© Groupe Eyrolles

permanents, ce qui veut dire que chacun de nous, au jour le jour, sera jugé sur sa capacité à répondre à des exigences sociales, à sortir vainqueur d'une compétition économique où l'on sera en concurrence avec tout le monde, et sans garantie de réussite.

• Selon un impératif d'adaptation, et notamment d'adaptation conformiste, il faudra se conformer aux objectifs, aux critères de performances, aux lois, aux normes, aux règles du groupe auquel on appartient, que ce soit l'entreprise, le clan, le club, la région ou le pays.

• On s'adresse ici à la facette de l'animal social, celle du « sociétaire », sous le regard des autres, sur le théâtre social collectif, dans la vie professionnelle, dans la vie sociale et civique.

• Tout cela constitue la sphère des obligations sociales, des affiliations et répond au besoin de se faire accepter, reconnaître et récompenser dans la compétition par un juge social dont on est dépendant.

Cette sphère est vécue sur le mode de la contrainte et des obligations, du risque, en tout cas du stress, généralement associé à l'activité professionnelle où la pression compétitive ne cesse d'augmenter. C'est un chapitre de vie de dépendance, d'allégeance, de crainte du jugement de censeurs-évaluateurs. L'individu est aliéné à des valeurs, des procédures, des modèles de comportements étrangers, voire détestés, auxquels il faut faire semblant de se soumettre et de se conformer pour se faire accepter par le système.

Les valeurs adoptées sont celles du groupe et du chef, sans foi aucune, par pur mimétisme de caméléon. L'implication est faible, voire nulle.

© Groupe Eyrolles

C'est donc sur le mode du jeu de rôle désimpliqué, sans sincérité, au second degré, avec résignation ou dérision, qu'est vécue cette part importante de la sphère de vie.

2. « Laissez-moi construire mon bonheur privé en toute sérénité »

La deuxième caractéristique de cette société, complètement différente de la précédente, tourne autour du concept de « self-responsability », d'indépendance. Il s'agit en effet d'une société de non-assistance, loin de l'État-Providence, où chacun sera jugé selon sa capacité à se débrouiller tout seul, à arbitrer lui-même ses propres choix, à construire tout seul son bonheur personnel, sans rien demander à personne, et sans rien exiger du système.

- Selon un impératif d'autonomie, « tu dois agir selon ta propre logique, tu dois avoir ta propre morale, et tant que ça ne concerne que ta sphère privée, tu fais ce que tu veux, comme tu veux, tant que cela ne gêne pas les autres ».
- On s'adresse ici à la facette de la vie privée, du bonheur privé, en famille, dans l'intimité du petit cercle affectif de la niche, le foyer et les amis proches.
- Tout cela constitue la sphère du jardin privé et répond au besoin de trouver équilibre et harmonie d'un bonheur privé. L'adaptation passe par un recentrage sur soi et les siens. L'implication est maximale. Les valeurs directrices sont, avant tout, personnelles et passionnelles.

Dans l'alchimie d'un style de vie « 3D », la sphère privée joue un rôle d'égo-recentrage sur les passions et centres d'intérêt personnels, familiaux et amicaux. C'est le domaine du temps libre qui échappe aux impératifs et aux jugements du monde socio-professionnel. On peut s'y permettre le luxe du « cocooning »,

© Groupe Eyrolles

les activités « inutiles », l'oisiveté, les « hobbies », les passions absurdes.

On peut y cultiver le soin narcissique de soi. Dans ce jardin privé, on peut s'informer, débattre, militer, aux antipodes de son jeu de rôle social. On peut se cultiver et discuter, même si par ailleurs on pratique un imaginaire transgressif. Dans un monde d'impératifs sociaux de plus en plus durs, c'est le lieu de repos et du ressourcement par excellence.

3. « Métamorphosez-moi dans une autre vie, ailleurs »

Et enfin la troisième caractéristique de cette société qui nous attend, ce sera un climat perpétuel de course en avant, de renouvellement permanent, d'innovation effrénée et interactive, au sens où il faudra réagir instantanément et s'adapter de manière créative à tout moment à quelque chose dont on ne soupçonnait pas même l'existence auparavant. Aussi, dans ce nouvel environnement sociologique, chacun sera jugé sur sa capacité de créativité personnelle au sens large du terme, sa capacité de réactions et d'adaptation face à l'inconnu et encore une fois avec un réflexe ultrarapide : « Inventez la vie qui va avec. »

- Selon un impératif de créativité, il faut savoir être anticonformiste, capable de rompre du jour au lendemain avec ses habitudes, avec son costume social, changer de méthodes de pensée, de philosophie, par rapport au système en place.

- On s'adresse ici à la facette de l'individu en relation avec l'espace virtuel, cette troisième dimension potentielle de la vie qui est « ma dimension mentale, intérieure, imaginative, mon âme, mon cœur, ce qui se passe dans ma tête à moi, en dehors du jeu social : le jardin secret de mon monde virtuel ou imaginaire ».

© Groupe Eyrolles

- Tout cela constitue la sphère de l'évasion imaginaire et répond au besoin de compenser symboliquement la dureté de la vie dans le rêve. Tout est possible et permis dans cet univers virtuel hors du réel : évasions, transgressions, métamorphoses, utopies… y compris amorales et asociales. L'implication y est ludique.

La sphère imaginaire a une fonction de territoire refuge, dans le style de vie « 3D » : c'est dans l'imaginaire que l'on peut décompresser, se défouler, en une catharsis sans risques, de toutes les tensions et frustrations accumulées…

On peut s'y transformer, posséder des pouvoirs magiques, y vivre la vie dont on rêve et que la réalité vous interdit… On peut y réassouvir des fantasmes que la morale ou le bon goût réprouvent, y ressentir des émotions, y vivre des expériences intenses…

Hors du contrôle social, dans le sanctuaire de son esprit, et sans risque, puisque tout se déroule dans un univers virtuel bien circonscrit et maîtrisé.

© Groupe Eyrolles

2.

Évaluation
des trois sphères

À la recherche
de la bonne équation

Un nouveau style de vie « 3D »
de démultiplication personnelle

Sous la pression et sous l'exigence d'un nouveau monde qui s'installe et qui est fortement structuré aujourd'hui par la parole politique en place, un nouveau mode de vie « en 3D » va émerger ; on pourrait parler d'un consommateur « tricéphale ou multiphrénique », avec ces trois impératifs qui vont remodeler son mode de vie, et qui vont l'obliger à une démultiplication personnelle.

Dans la société d'aujourd'hui et surtout celle de demain, on ne peut plus être un individu unique et cohérent, un peu comme pour un acteur qui a trois rôles à jouer simultanément. Et l'acteur dont il est question, c'est le consommateur de demain, celui qui va faire ce que la société lui demande, en respectant les lois, les règles, les consignes, en obéissant à son patron, en n'étant pas trop original.

© Groupe Eyrolles

Il est en même temps :

- un soldat prêt à accomplir ses missions dans l'univers social configuré par un casting généralisé imposant ses exigences aux individus ;
- un ermite autosuffisant qui sait se débrouiller tout seul dans l'organisation et la gestion de son bonheur privé ;
- un explorateur prêt à prendre son casque colonial et à partir tout droit à l'aventure, dans l'inconnu, à la découverte de son horizon mental, l'égotopie.

Tout cela, chez la même personne, peut se concrétiser par trois peurs, trois motivations, trois objectifs de vie, trois critères de satisfaction, trois types de relation, trois sensibilités différentes à la publicité, trois axes de langage, trois genres de média…

Comment faire pour prendre en compte ces différents aspects ? Le problème n'est pas de choisir une de ces facettes, mais de se dire : « Il faut que je me rassure sur ces trois chapitres de vie face aux nouvelles exigences que m'impose la société. »

Comment valoriser sa vie en 3D

Donc, ce qu'on attend de la marque ou du produit, ce qu'on attend de l'entreprise qui est mon fournisseur, c'est qu'elle soit aussi mon coach ; mais, en même temps, il ne suffit pas d'apprendre la règle, le bon geste de consommation, il faut en plus y mettre du sens et de la philosophie personnaliste pour m'aider à mieux vivre. Donc, entraînez-moi à savoir faire les choses, ayez avec moi de la connivence et sachez être à la fois être un entraîneur et un complice, aidez-moi à jouer, apprenez-moi à bien réagir, à m'adapter…

© Groupe Eyrolles

Apprendre à conjuguer à trois temps, à décliner en trois langages

Tout cela répond fondamentalement aux mêmes principes, à savoir la nécessité de conjuguer dans la communication et le langage, une dimension objective, factuelle, chiffrée, d'objectivité (*facts & figures*)… avec une dimension qu'on peut appeler éthique ou philosophique, qui donne du sens à ma consommation… et enfin une dimension de rêve, d'évasion, une dimension imaginaire et de fantasmes.

Tout cela nous invite en conséquence à développer une appréhension tricéphale de l'individu, un marketing en 3D qui prend en compte les trois facettes de vie du consommateur et qui apporte des réponses adaptées à chacune des trois dimensions, à savoir :

* amenez-moi un bénéfice de sociocasting, pour que je sois parfaitement adapté aux exigences sociales et économiques de mon époque, mais en même temps ;
* amenez-moi un bénéfice d'autosuffisance, faites de moi quelqu'un d'unique, dites-moi à quel point je vais être complètement libre, sûr de moi, autonome, dans ma bulle ;
* amenez-moi un bénéfice d'égotopie, aidez-moi à ouvrir un champ d'appropriation et de création, aidez-moi à accomplir mes rêves ou du moins à rêver mes rêves fortement.

Désormais, tout est une question de dosage entre ces trois dimensions.

Évaluation des trois dimensions aujourd'hui

* D'un point de vue sociologique, l'ingrédient d'autosuffisance est aujourd'hui nécessaire, mais il est vécu de plus en plus comme un moment de vie où l'on est sans arrêt contraint à

© Groupe Eyrolles

des arbitrages. On se sent frustré de ne pas pouvoir tout faire, parce qu'on n'a pas l'argent nécessaire pour satisfaire ce désir, parce que nos ressources sont limitées. La sphère privée, qui était donc très motivante au cours des dernières années et qui jouait un rôle de refuge contre un monde extérieur stressant, devient de plus en plus frustrante, parce que c'est un moment d'arbitrage imposé par la nécessité de choisir entre l'utile et l'agréable, entre le nécessaire et le superflu, entre le raisonnable et l'envie, entre le besoin et le désir.

• Ce qu'on appelle le sociocasting, c'est-à-dire cette sphère sociale dans laquelle il faut être hyperadapté, est un espace d'obligations et de contraintes où l'on est obligé de jouer un rôle qui ne nous convient pas, que l'on n'aime pas, qui ne correspond nullement à notre personnalité, vécu sous pression et en concurrence avec les autres. C'est donc épuisant et stressant.

• En conséquence, ce qui aujourd'hui est le plus attractif sociologiquement, c'est cet « espace virtuel égotopique », cette dimension qui est celle de la création, du rêve, des fantasmes, de l'évasion, des projets, qui est le seul et dernier espace de liberté qui nous reste. Il y a moins de liberté et de désir dans la vie privée et, demain, il y en aura encore moins dans la vie sociale : donc elle se réfugiera dans l'imaginaire et le virtuel. D'où le succès du nouveau continent virtuel, du jeu virtuel, d'Internet et tout ce qui est ailleurs.

La bonne équation

Une bonne équation de marketing 3D devrait donc d'abord apporter :

• un bénéfice de sociocasting, un bénéfice d'intégration sur le mode : « Avec mon produit, vous êtes mieux armé, plus

© Groupe Eyrolles

compétitif, mieux considéré de vos voisins et de vos patrons, mieux intégré à un groupe social, donc vous êtes sécurisé socialement. »

- un bénéfice d'autosuffisance, un bénéfice de construction de soi et des siens : « Vous serez plus autonome, vous serez plus équilibré, vous serez plus cool pour construire votre bonheur privé. »

- une dimension d'égotopie, un bénéfice de créativité et d'innovation : « Grâce à mon produit, vous serez ouvert au changement, prêt à tout, plus réactif, plus créatif, plus interactif, plus avant-gardiste, et potentiellement plus innovateur. »

Le style de vie 3D et l'articulation des différentes sphères qui le composent sont les nouveaux outils avec lesquels nous pouvons aborder les identités complexes que nous côtoyons quotidiennement. Nous allons explorer maintenant la sphère qui semble la plus attractive aujourd'hui.

© Groupe Eyrolles

3.

L'égotopie

L'ouverture de l'espace potentiel,
le lieu de l'épanouissement
d'une identité culturelle

Le phénomène « adulescent » et son évolution

Ce qui au départ fut considéré comme une lubie passagère ou comme la pathologie d'une génération de trentenaires semble s'être installé comme un fait social total, une tendance à la régression décrite et analysée dans un précédent ouvrage, *La France en culottes courtes*[1].

L'absence de rituels de passage dans nos sociétés a donné naissance à des conduites régressives, paradoxales, sur un mode ludique, à temps partiel, des individus multifacettes.

Ce phénomène touche plusieurs domaines : le naturalisme et l'écologie moderne, la perception et les cinq sens, les émotions, les fixations, les ancrages, l'instinct grégaire des nouvelles tribus, les jeux de rôle, le design des objets et la consommation/

© Groupe Eyrolles

---

1. Robert Ebguy. Publié chez Lattès en 2002.

consolation pour d'éternels Peter Pan avides de rêves et d'utopies. La construction de l'identité semble retardée par ces phénomènes. L'âge moyen pour quitter le foyer parental a considérablement augmenté, l'âge pour concevoir le premier enfant également, cet allongement de cycles de vie ne fait qu'accentuer les difficultés.

Winnicott et l'espace potentiel

Pour bien comprendre l'espace potentiel, il faut revenir aux fondamentaux, en l'occurrence il s'agit de Winnicott, qui, à partir de recherches sur les comportements des bébés, d'une observation clinique prolongée, nous a légué une notion psychologique, le fameux « objet transitionnel », passée dans le langage courant et même dans la bande dessinée grâce à Schulz et son fameux Charlie Brown. Le personnage de Linus s'accroche à sa couverture de sécurité chaque fois qu'il est angoissé, comme un bébé s'accroche à son bout de chiffon ou à son mouchoir imprégné de l'odeur de sa mère.

On peut dégager trois notions fondamentales dans la description des phénomènes transitionnels au second semestre de la vie de l'enfant :

- la notion d'espace privilégié entre la mère et l'enfant, la mère qui doit encourager l'illusion de la toute-puissance de l'enfant dans un premier temps, pour ensuite l'accompagner dans la reconnaissance des limites de la réalité objective et de la réalité subjective et dans la découverte de cet entre-deux que constitue l'espace transitionnel, entre lui et le monde ;
- la notion d'échange, ce qui circule à travers les sensations hors langage ;
- la notion de déplacement dans la symbolisation, avec des objets investis, chargés de sens et de sensations tactiles,

© Groupe Eyrolles

olfactives et gustatives (les doudous de la consommation moderne).

L'espace transitionnel se situe entre la réalité psychique intérieure et la réalité extérieure partagée avec la mère et les autres, entre le monde subjectif et le monde objectif. Ce n'est pas pour autant une hallucination.

Le sein de la mère en est l'exemple fondateur. Chaque fois que le bébé pleure, la mère en venant le nourrir entretient l'illusion de sa toute-puissance. C'est lui qui fait apparaître le sein à volonté. Puis cette illusion va vite se dissiper quand le systématisme sera rompu, quand le bébé va se rendre compte des limites du monde extérieur.

L'objet qui entre dans cette aire transitionnelle est autant perçu que conçu, autant créé que donné.

Ce paradoxe est essentiel pour bien comprendre la théorie de l'objet transitionnel : « Ce paradoxe prend de la valeur pour tout être humain qui non seulement vit dans le monde existant mais est susceptible d'être toujours enrichi par l'exploitation du lien culturel avec le passé et avec le futur[1]. » L'objet transitionnel ne connaît ni oubli ni deuil, il autorise le premier usage symbolique et une ouverture du territoire de l'aire potentielle, celle de la culture. L'objet transitionnel, toujours selon Winnicott, est le fondement de l'expérience et de l'activité culturelle et esthétique.

La construction de l'identité chez Winnicott est associée au bon déroulement de l'épanouissement psychique, au-delà de la résolution des conflits et des névroses. L'espace transitionnel

© Groupe Eyrolles

---

1. D. W. Winnicott, *Jeu et réalité*, Paris, Gallimard, 2002.

joue un rôle fondamental dans l'expérience esthétique et créative en tant qu'expression de la personnalité émotionnelle et intellectuelle. Dans l'aire potentielle, le jeu, l'expérience religieuse, l'esthétique, le champ culturel tout entier y ont leur place, à condition que les phénomènes transitionnels subsistent dans la vie d'adulte, à condition que la mère ait bien joué son rôle d'accompagnement de l'illusion à la reconnaissance de la réalité.

La régression « adulescente » : un phénomène qui se diffuse

Non seulement ce phénomène s'est installé en tant que mode sociale tendancielle internationale durable, mais aussi et surtout, il touche un domaine particulièrement porteur d'innovation : les nouvelles technologies de l'information et de la communication et leur fameux espace virtuel. Cette innovation technologique se double d'une innovation sociale – en effet, que penser de ces gens qui vivent à travers leurs avatars, leurs faux selves sur des sites de rencontre et sur *Second Life* ? Si nous les regardons à l'aune de valeurs traditionnelles, ces personnes sont en pleine régression défensive. Si nous essayons de les comprendre à travers ce phénomène des *kidults* ou des « adulescents », nous ouvrons de nouvelles voies de compréhension de l'individu moderne.

La consommation et le doudou/fétiche

Les valeurs de l'enfance, au-delà du simple levier nostalgique de vie privée, font vibrer en nous ce qui manque le plus à notre époque moderne. L'espace transitionnel, découvert par Winnicott quand il décrit le phénomène des doudous, renferme selon lui trois choses essentielles : l'émotion, le jeu et

© Groupe Eyrolles

la créativité, trois choses qui manquent cruellement à notre monde contemporain.

Dans une société de plus en plus anxiogène, sous stress, où il faut sans cesse se remodeler, se « reformater » pour mieux s'adapter, les valeurs d'enfance sont devenues des valeurs refuges de ressourcement, un nouveau mode de survie. Il se pourrait bien que la « régression positive » des adulescents soit le symptôme d'une mutation plus profonde.

Les objets régressifs ne sont plus l'exclusivité d'une génération. Nous assistons à une diffusion de ce phénomène dans l'ensemble de la société par hybridations successives. Cela se traduit par exemple dans le domaine de la consommation de luxe, dans la fusion du doudou et du fétiche. Il suffit d'observer les publicités pour sacs de grandes marques, dans des décors prestigieux. Les mannequins semblent à la fois :

* rassurées par la présence de ce sac : valeur de doudou associée au jeu, à la créativité, à l'émotion artistique et religieuse ;
* mais aussi profondément attachées à cet objet fétiche porteur d'une symbolique sexuelle assez explicite dans la mise en scène et associé au vol, au mensonge, à la peur de la perte, aux rituels obsessionnels et à l'addiction.

Le doudou pour adulte devient alors doudou/fétiche sexuel, synonyme d'abandon, de trauma qu'il faut réparer par l'addiction. Dans la consommation des objets, doudou et fétiche deviennent alors les deux faces d'une même pièce, et l'on peut doser l'importance de l'une ou l'autre face dans la mise en scène et dans la communication. Tout en sachant que le destin de ces objets de consommation est de perdre leur sens au profit du suivant.

© Groupe Eyrolles

L'émergence de l'« égotopie », le lieu de l'épanouissement culturel

Une nouvelle réalité fondée sur le changement permanent semble émerger et les nouvelles identités sociales doivent s'y adapter. L'horizon mental qui se dessine à travers toutes ces innovations et qui reprend toutes les valeurs évoquées précédemment – émotion, jeu et création – est celui de l'égotopie, la production de sa propre vie sans souci du social, l'art de s'inventer soi-même. Ce phénomène est une réaction à la peur de la disparition dans l'anonymat de la fourmilière mondialisée, une disparition culturelle et individuelle au profit d'un transformisme permanent, qui se paie par l'abandon ou la destruction du passé individuel ou collectif pour mieux modeler les esprits, les sensibilités et les mœurs. Cette nouvelle dimension, l'égotopie, tente d'instaurer un nouveau rapport social de plus en plus fondé sur la libération des dynamismes et de l'énergie créatrice, une envie de vivre sa vie avec moins de contraintes et de conditionnements.

L'égotopie est un sursaut, une pensée entrée par effraction, une irruption, une intrusion, une réalisation de sa propre existence au cœur du réel. Elle trace les contours du réenchantement de sa propre existence dans ses moindres détails, non pas dans une quête d'extase définitive et péremptoire comme le silence, mais dans l'écoute de toutes nos voix, celle de l'attachement comme celle du détachement.

L'égotopie est un déconditionnement de la pensée, pour échapper au despotisme infantilisant, pour créer de la mobilité dans les esprits, les objets et les espérances communes. Il ne s'agit pas d'avoir une opinion sur le chemin qui conduit au bonheur privé et matériel, en concurrence avec tous les autres, mais au contraire de penser, de créer les conditions d'un

© Groupe Eyrolles

nouveau bonheur, à la hauteur des exigences humaines. Le plaisir du droit de pouvoir parler, agir, respirer, créer, sans la contrainte de l'opinion publique, pour mieux la renouveler, la régénérer en dehors de ses cristallisations majoritaires. Plus le lieu du pouvoir est vide, plus les lieux de création doivent se remplir. L'égotopie n'encourage pas un nouveau relativisme, où chacun possède sa conviction et toutes se valent, mais, au contraire, un moyen d'accueillir l'inédit, de penser authentiquement par soi-même, au risque de se tromper.

Ce retour sur soi n'est nullement un repli, mais une prise de conscience des valeurs qu'il faut rechercher en soi, une morale, plutôt que de s'en remettre aux normes collectives qui apparaissent de plus en plus comme décevantes. Il s'agit d'un renversement à 180 degrés, un déplacement du centre de gravité. Ce n'est plus le regard de l'autre qui va dicter sa conduite, c'est ce que l'on ressent au plus profond de soi qui est important. Se mettre à l'écoute de ses propres émotions, c'est entrer dans cette phase de reconstruction de soi.

Art et aire transitionnelle : l'identité réparatrice

L'art exprime le besoin d'« avoir une vie à soi », une vie grand angle pour sortir des discours quotidiens, un éveil du corps, une recherche de vie plus intense, une implication émotionnelle dans le monde autour de soi, l'abandon momentané de la pensée discursive, une plus grande perception de la réalité pour atteindre ce que certains artistes appellent un ordre caché, plus profond. Selon eux, ce passage, ce changement de focale, est une expérience proche de la mort, qui demande un abandon, mais représente également une libération, l'instauration de frontières plus fluides entre soi et le monde, une sorte de fusion entre le sujet et l'objet. On voit aisément le

© Groupe Eyrolles

rapprochement que l'on peut faire entre le discours de l'artiste et la notion d'aire transitionnelle. La perception créative réside dans la négociation de cet écart entre soi et les autres et elle comprend l'abandon actif du contrôle de l'ego. Les artistes qui créent dans la douleur possèdent une symbolique de mort et de renaissance. Ils se réfèrent souvent à des figures de sacrifice : Jésus, Prométhée, Osiris, etc. L'abandon, le sacrifice, la perte, le deuil, le détachement d'une certaine réalité deviennent nécessaires pour ouvrir un autre champ, une autre vision, pour soit retrouver des objets perdus soit aller à la rencontre de nouveaux objets dans l'espoir d'une identité vraie et « réparatrice ».

« Maintenir la séparation entre intérieur et extérieur représente la tâche fondamentale de l'être humain et constitue l'essentiel de la vie culturelle » nous dit Winnicott. Entre le réel difficile à vivre et l'illusion réconfortante d'un pur imaginaire, il existe l'espace potentiel, celui de la création au sens large, qui supprime momentanément la tension, la colère destructrice, le ressentiment et la dimension de la perte. L'impulsion créative et sa part d'inédit sont à la base de toute expérience signifiante. La création sous toutes ses formes : poème, tableau, recette de cuisine, morceau de musique, etc., appartient au vivant. La culture devient à la fois une réparation et une construction, à travers l'art, le jeu, les célébrations, la religion et la science.

De l'utopie à l'égotopie

Le besoin de rêves collectifs a fortement marqué notre société, nous sommes constamment confrontés à des systèmes qui semblent avoir échoué, mais qui ne peuvent être remplacés ou dépassés. Ce besoin d'utopies a longtemps été rejeté en référence à l'irréalisme des « maîtres rêveurs ».

© Groupe Eyrolles

Cependant, le rôle et la fonction de l'utopie demeurent. Elle constitue un exercice stimulant pour nos sociétés, à la fois une réponse au besoin de respiration, de souffle et d'évasion, mais également une critique de ce qui est au profit de ce qui devrait être, une exploitation de la tension qui existe entre le monde des apparences et l'émergence de « futuribles », de possibles. Il s'agit d'instiller du doute dans ce qu'on vit au quotidien. L'ordre, qui allait de soi, se retrouve ainsi étrange et contingent. L'intrusion d'objets régressifs de l'enfance dans le champ de la consommation fut un signe avant-coureur.

Avec la formidable poussée individualiste, on assiste progressivement au transfert de l'utopie collective à l'utopie individuelle. La création d'un cosmos singulier selon ses goûts, ses tribus, ses réseaux, ses communautés, ses associations, pour mieux recommencer, dans un nouveau lieu, une nouvelle histoire, une nouvelle identité et de nouveaux attachements dans de nouveaux mondes.

L'espace virtuel est un espace transitionnel

Les blogs constituent un espace transitionnel où chacun construit son propre monde, où l'intérieur et l'extérieur se confondent parfois. L'essor de toutes les nouvelles technologies qui assurent à l'individu, grâce à un don de nouvelles interfaces (*MSN, Myspace, YouTube, PDA, Facebook, Plaxo*, etc.) plus d'autonomie, de choix de contenus, de mobilité et de créativité participent à l'agrandissement de cette aire transitionnelle.

L'espace virtuel, autant donné que créé, est porteur de cette nouvelle relation au monde et aux objets de consommation de la réalité. On y retrouve cet aller et retour entre don et création, qui est la marque de fabrique de toute innovation.

© Groupe Eyrolles

Marketing et identité

Le *defiant consumer*, le « consommateur récalcitrant », en retrouvant son autonomie, va demander, choisir, décider, accepter, rejeter, arbitrer, transiger sans états d'âme. Ces nouveaux consommateurs exigent un marketing participatif et personnalisé. Ils ne veulent plus être considérés comme de simples cibles et recherchent en priorité des valeurs émotionnelles attachées aux produits.

La critique du capitalisme a mis en évidence les processus de désublimation, de démotivation, de perte de confiance dans toutes les formes d'investissement. La précarité est devenue partie intégrante de l'éco-système et en même temps celle de l'égo-système. C'est ce glissement sémantique permanent qui se traduit – hélas ! – dans la réalité qui déstabilise les individus. Pour compenser cette dépersonnalisation, le capitalisme propose dans les médias des modes de vie individuels, clés en mains à travers une esthétique des produits et des marques, une forme de culture de la mise en scène de la marchandise.

Les produits comme les individus doivent devenir multidimensionnels pour participer activement à la construction de l'identité. La dimension utilitaire à travers la valeur d'usage constitue le socle de la construction, les différentes valeurs d'échange vont permettre de nuancer son inscription dans le corps social.

Ces nouveaux consommateurs privilégient tous les produits qui redonnent de l'autonomie aux individus, qui les aident à créer leur propre identité en dehors des circuits institutionnels, dans une ambiance ludique, émotions garanties. Ils privilégient les produits qui sont naturellement associés au rêve et au fantasme. Le rêve est l'occasion pour le sujet de se projeter en relation avec des objets réels : les produits de rêve et les voyages

© Groupe Eyrolles

dans des contrées lointaines simplement aperçues dans les livres ou à la télévision. Le fantasme, lui, se réfère au désir, le produit devenant un objet fictif ou entrant dans un scénario. Ils recherchent en priorité des produits qui comportent une dimension de compensation, consolation imaginaire, des produits d'évasion régressive, pour se sentir ailleurs. Des produits qui permettent de sortir de la consommation/consumation pour la transformer en art de faire.

Des produits catalyseurs de nouvelles sociabilités, des produits qui confèrent une identité de proximité, intégrée dans un *habitus*, un mode de vie local privilégié, en bref, tous les produits qui garantissent une identité évolutive, adaptative, une transmutation du moi qui permet d'affirmer : « nous aurons plusieurs vies dans une vie » ou plutôt une identité évolutive, à créer en permanence.

© Groupe Eyrolles

4.

L'apport des Nouvelles technologies de la communication et de l'information

De la logique de l'errance à une logique de création

Du progrès au transformisme

Si, auparavant, le progrès était la recherche d'un état supérieur de l'existence sociale, subordonné à la volonté politique, il n'en est plus de même aujourd'hui. Le monde change trop vite, ce transformisme apparaît sans but affiché mais porteur de valeurs inédites véhiculées par les innovations techno-scientifiques qui ouvrent toujours de nouveaux horizons et créent de véritables « nouveaux nouveaux mondes[1] ». Ce sont ces valeurs que les individus veulent capter et s'approprier pour mieux s'adapter à cette nouvelle donne : le changement continu. Il convient de déplacer les limites du possible et vali-der, par le dépassement, tous les progrès, la somme de tous les accomplissements.

---

1. Georges Balandier, *Le Grand Dérangement*, Paris, PUF, 2005.

© Groupe Eyrolles

Le mouvement devient la seule figure de référence. L'égotopie se caractérise avant tout par une séparation d'avec l'impasse du passé, un dépaysement devant l'impossibilité momentanée de changer le monde par un volontarisme constructif. En l'absence de buts collectifs, de moyens efficaces, de visions à long terme et de projets ambitieux pour la société, les individus en viennent à vouloir ou rêver se transformer eux-mêmes, c'est-à-dire greffer sur eux-mêmes les valeurs de la société qu'ils considèrent comme idéale.

Chacun à sa manière, selon son rythme et son appartenance à des mentalités socioculturelles, adopte cette culture du changement permanent. Cet homme nouveau est toujours à fabriquer, avec les moyens et la puissance fournis par la société. Ainsi, ces individus participent à la construction permanente de la réalité sociale, devenue un chantier sans plan et sans vision d'ensemble, une simple course en avant. Pour éviter cette impression de vertige, les individus se choisissent une utopie personnelle qu'ils vont nourrir avec tout ce que la société peut proposer comme innovation ou alternative.

Émergence d'une logique de l'errance

Si, auparavant, la logique de savoirs construits régnait en maître, dans une linéarité progressive, appartenant à la matérialité du monde et ancrée dans celle-ci, il n'en est plus de même.

Internet a apporté une logique de l'errance et de la cueillette, « serendipity[1] », on y trouve ce qu'on n'était pas venu chercher, grâce à des effets de sens, des associations inédites et des figures nouvelles, tout ce qui vient stimuler l'imaginaire. Qui

---

1. Une découverte par accident, par chance. (Le mot provient d'un conte où trois princes explorent le Sri Lanka et découvrent des choses inattendues.)

© Groupe Eyrolles

n'a pas passé des heures à trouver ce qu'il n'était pas venu chercher ?

Internet procure, à tort ou à raison, le sentiment d'une grande liberté individuelle, un accès à de multiples sens possibles, un accès à des moyens de créativité, le tout dans un réel numérisé. Le tout également au profit de l'individu en recherche de gratifications successives, d'investissements d'enthousiasmes, de transformation de soi à travers des découvertes ou des créations.

Internet : le lien entre utopie et égotopie, l'individu ressource

Par définition, en référence à l'étymologie, Internet est une utopie, *u-topos*, un non-lieu qui pourtant ne fait que croître et s'étendre à la planète tout entière. Si le projet initial appartenait à une logique militaire de maintien des communications (*Arpanet* aux États-Unis) en cas de crise, très vite, ce réseau, en devenant civil, s'est construit grâce à l'investissement d'utopistes qui pensaient révolutionner le rapport au savoir et à la marchandise.

De la même manière que certains quartiers insalubres des grands centres urbains sont laissés aux mains des artistes pendant une certaine période pour les réhabiliter, construire une image de « bohème trendy », avant l'arrivée des promoteurs immobiliers et des spéculateurs, Internet a surtout été développé par des « hackers » et des pionniers qui pensaient faire œuvre de subversion en mettant à la disposition de tous les outils et les biens que le marché culturel avait à proposer. Internet, malgré les tenants de la gratuité absolue encourageant le piratage des œuvres, est retourné au marché après cette

© Groupe Eyrolles

période utopiste comme un redoublement parfait de la vie commerciale où toute création de valeur est immédiatement récupérée.

Ce qui n'a pas été prévu, c'est le passage à l'égotopie : le fait de rendre accessible les ressources, en l'occurrence les individus eux-mêmes, chaque individu est devenu une ressource pour lui-même et pour les autres, selon un principe de gratuité et de partage. Qu'est-ce qu'un blog, un site, sinon un individu ressource qui met son expérience, son savoir, sa création à la disposition de tous ? Ce n'est que par le succès et la fréquentation populaire que la ressource devient alors récupérable par la publicité, ou par des producteurs de contenus.

Du conditionnement à l'éveil

Internet apparaît comme un outil d'émancipation parce qu'il est décentralisé, que chaque relais peut devenir source, parce que ce qui circule n'est ni de l'un ni de l'autre mais quelque chose qui se construit en permanence, un « Wikimédia » géant avec ses errements et ses trouvailles, ses leurres et ses vérités, comme dans la vraie vie.

Les nouveaux « nouveaux territoires » de l'information apparaissent donc comme la nouvelle frontière pour des individus soucieux d'échapper aux cadres conventionnels, qui exigent la soumission avant toute chose. Les nouvelles pratiques culturelles ne doivent pas occulter le fait essentiel qui caractérise la naissance de cette égotopie, un fait social total qui passe par l'innovation, le don et la création. L'usage des NTIC (Nouvelles technologies de l'information et de la communication) va au-delà d'une simple consommation-consumation. Il s'agit bien d'une transformation radicale de la relation à un bien de

© Groupe Eyrolles

consommation. Cet espace potentiel est au cœur d'un processus essentiel que l'on reconnaît, celui qui nous a fait être ce que nous sommes, et va au-delà de tous les conditionnements qu'un espace commercial traditionnel peut proposer, dans la mesure où c'est l'éveil qui est à l'œuvre. Qu'on soit cadre ou chef d'entreprise, musicien, informaticien, écrivain, photographe, théoricien ou simple particulier, les plates-formes de création d'Internet sont devenues des lieux d'expression, d'échange, de partage et d'éveil.

Émergence de l'artiste malgré lui

L'innovation dans les nouvelles technologies consiste à faire exploser les contraintes de la technique dans la proposition d'un usage à découvrir, à inventer par le détournement, l'appropriation de nouveaux territoires ouverts par ce même usage. Le don associé à une innovation met toujours l'utilisateur en position de créateur, il introduit une dimension ludique qui efface la part d'investissement de temps et d'énergie dans une nouvelle activité procurant du plaisir, des émotions et des sensations nouvelles. Ainsi, la plate-forme de blogs ou de sites personnalisables à volonté vous offre un espace d'expression et de création assistée qui ne demande que très peu de connaissances techniques. En échange de ce don, vous créez des contenus qui permettent la consultation et l'échange. L'espace virtuel s'est ainsi ouvert et a suscité un engouement proche parfois de l'addiction pour ceux qui se laissent happer par ces nouveaux nouveaux territoires. Comme toute frontière, l'espace virtuel possède ses pionniers, ses explorateurs, ses scouts, ses hors-la-loi, ses constructeurs d'« autoroutes de l'information », ses bâtisseurs de villes virtuelles, ses créateurs de seconde vie, ses obsessionnels des fichiers mondiaux.

© Groupe Eyrolles

L'identité créative de celui qui fait

La création associée aux nouvelles technologies n'est pas un acte absolu qui fixerait les formes. Au contraire, les nouvelles technologies introduisent une proposition dont les formes sont à créer en permanence, un univers dont les contours et les régions se bâtiraient au fur et à mesure de l'inspiration et de l'investissement des utilisateurs. Ces réseaux ainsi créés évoluent en termes de forme, de taille ou de profondeur, certains constituent des poches étanches, d'autres au contraire essaient d'atteindre une dimension universelle.

Ces créations sont des manifestations individuelles, des devenirs associés au temps, des mises en forme originales de matériaux, mots, sons, images, objets, tels qu'ils sont mis à la disposition de l'utilisateur par les nouvelles technologies. L'innovation consiste alors à élever le statut de l'utilisateur de simple consommateur à celui qui fait, *poiêsis*, celui qui crée.

Ainsi, la photo numérique et les logiciels associés ont mis à la disposition du simple consommateur, le preneur de photos numériques du quotidien, les outils des plus grands créateurs. Libre à lui ensuite de s'approprier, de détourner à travers son usage toutes les fonctionnalités « données » par l'innovation. De même pour le son et les samples des DJ, les montages vidéo à base d'extraits de films illustrant une chanson que l'on place sur *YouTube*. Ce sont des créations, des montages, des assemblages dont certains rencontrent la faveur du public. Ces créations ne comportent pas en elles l'intelligence interne des processus ayant conduit à leur naissance, ce sont des artefacts issus de la puissance de l'imagination.

Les nouvelles technologies proposent des plates-formes d'expression libres où chacun, selon son courage ou ses capacités,

© Groupe Eyrolles

va exprimer ce qu'il sait ou ne veut pas savoir en délimitant ainsi son espace de création.

Qu'est-ce qu'on crée ?

Un espace d'exhibition de soi ? Un espace narcissique, miroir et trace de soi ? Un espace d'interrogation ? Un espace d'affirmation ? Un espace d'échanges ? Un passage pour traverser le temps et échapper à l'obsolescence ?

Internet donne l'illusion de se décupler, de se centupler, sans vouloir pour autant chercher des disciples mais au contraire des interlocuteurs. On ne comprend que ce qui est déjà connu, le familier, le proche. La création contrairement à l'école du plaire ne demande pas à être comprise, elle impose l'autorité par son étrangeté ou son excès. Créer, c'est mettre de la volonté dans les choses, dans de nouvelles formes, et c'est déjà dire pourquoi, posséder son pourquoi, celui de la vie, de sa propre vie.

Avec les nouvelles technologies, l'utilisateur-créateur n'est plus asservi, aliéné à la technique. Toute la fabrication des éléments premiers fait déjà partie du logiciel. La chaîne de production est occultée au profit de la touche esthétique, de la personnalisation de la production, de l'exercice du goût plein et entier, hors circuit marchand. En effet, le blog *Facebook* ou *Myspace* facilite la création et invite les créateurs à exposer leurs œuvres sur le Net, indépendamment de toute considération matérielle, pour susciter des visites, suffisamment gratifiantes pour satisfaire l'auteur. Si le machinisme a introduit l'utilité de la production répétitive en série, les nouvelles technologies encouragent l'inverse : une production originale où la touche personnelle devient essentielle, un self-média en co-création permanente, grâce aux suggestions, aux

© Groupe Eyrolles

commentaires et aux contributions. La valeur expressive encouragée par les nouvelles technologies est au cœur du don, les utilisateurs deviennent des artisans par leur capacité à créer des œuvres originales.

Les nouvelles technologies n'encouragent pas une construction linéaire de l'identité se constituant en une surface sociale, mais plutôt une construction topologique où plusieurs plans se croisent pour définir un individu. De cette exploration et de cette connaissance des nouveaux lieux jaillissent de nouvelles associations, de nouveaux champs, de nouveaux réseaux, où l'individu plus complexe apprend presque malgré lui à devenir artiste. L'individu, en créant, se choisit. Cette notion de choix ne consiste pas en une préférence personnelle égoïste contre le reste du monde, au contraire ce choix conduit au don et au partage. Il ne s'agit pas de s'élever dans une attitude antagoniste, compétitive ou concurrentielle, mais au contraire de proposer des créations susceptibles de créer du lien. L'élection de soi consiste alors à se placer au cœur d'un dispositif d'échanges, de partages, de pensées, de points de vue, de plaisirs, d'engouements, d'émotions, de jeux susceptibles de nourrir sa propre création et la création des autres. Dans toute véritable création, esthétisme et spiritualité se conjuguent pour exacerber la sensibilité des individus. Le créateur comme le spectateur éprouvent un plaisir désintéressé mais pas sans objet, cet objet unique qui apparaît dans toute son étrangeté, signé.

L'élection de soi se situe, dans un premier temps, hors champ social, il s'agit bien d'un rapport d'identité entre le réel et l'imaginaire. Elle ne repose pas sur un savoir, mais sur une rencontre, un effet de parole, une esthétisation de l'instant, pour mieux retrouver l'autre à travers l'universalité du questionnement à l'origine de ce qui se crée.

© Groupe Eyrolles

L'élection de soi, dans un deuxième temps, est une signature, une inscription dans le champ social, elle peut être un pseudonyme. Cela n'a aucune importance tant que cette signature vous noue aux autres.

© Groupe Eyrolles

Conclusion

La créativité : clé de voûte du motif d'exister dans une société du dépassement

Le motif d'exister

Les nouvelles convergences technologiques ont aussi à leur manière influé sur la construction de l'identité, à la fois en termes de contrôle et en termes d'émancipation. La société du désir avait eu pour conséquence l'engendrement de nouvelles singularités par leur liberté d'esprit, or la société d'exigences a pour conséquence une tendance à la synchronisation des consciences, c'est-à-dire à une perte de substance culturelle, perte de la chose essentielle : le motif d'exister. Qu'est-ce qui nous pousse à construire, créer, inventer, vivre et non pas subsister ? La singularité est une incarnation non pas du niveau de la subsistance mais de celui de la consistance.

L'identité, nous l'avons vu, est difficile à définir. Est-ce une production sociale, un principe de stabilité, un processus évolutif, une substance isolable inaltérable ? Elle est avant tout un produit de l'histoire de l'individualisme, contraint à s'auto-définir, condamné à l'autonomie, forcé de donner un sens à son existence. L'individu a besoin d'une chose essentielle, au-delà de l'estime de soi : l'énergie émotionnelle pour continuer à vivre.

© Groupe Eyrolles

Le coaching et la société de formatage encouragent l'émergence d'un faux self pour s'adapter à l'environnement immédiat. Si le faux self n'est plus un système de défense et s'installe durablement, il donne l'apparence du succès de bénéfices sociaux, mais il donne aussi l'impression d'irréalité et de dépersonnalisation, l'impression d'être passé à côté de sa vie et que le bonheur n'est qu'une illusion. Le coaching repose essentiellement sur un déséquilibre se traduisant par un arbitrage fondamentalement cynique : la nécessité d'une amputation d'une partie de soi-même non compatible avec le bien vivre ensemble, l'« être avec les autres », au profit de l'affirmation d'un nouveau soi refabriqué en vidant la vie de toute substance.

Des raisons de vivre pour accueillir son identité

Le rôle de la créativité consiste à trouver des raisons de vivre dans la construction de l'identité. La créativité est la capacité à investir les objets, inhérente au fait de vivre, pour approcher la réalité extérieure et utiliser sa personnalité tout entière.

Sommé de définir son identité en permanence sous peine de disparition, l'individu doit fournir sa propre énergie, pour être, agir et croire encore à sa propre continuité et à celle de la société. La créativité au sens large favorise l'émancipation, l'autonomie, une refabrication de soi en urgence conjoncturelle, la reconquête du libre-arbitre pour surfer sur le chaos. Une petite histoire chinoise illustre le lien entre création et identité aujourd'hui.

Un enfant passe devant un sculpteur qui s'est attaqué à un immense bloc de pierre. Il passe tous les jours et il voit la progression de l'artiste. Au bout de quinze jours, l'œuvre prend forme, et c'est un magnifique cheval. L'enfant reste un peu perplexe et finit

© Groupe Eyrolles

par demander au sculpteur : « Monsieur, monsieur, comment savais-tu qu'il y avait un cheval enfermé dans la pierre ? »

Dans cette interprétation de la création, la chose ne jaillit pas *ex nihilo*, elle est incluse dans de la matière, une gangue qu'il faut dégager, un silence qu'il faut briser, un projet d'entreprise qu'il faut élaborer, une page qu'il faut noircir, une toile qu'il faut peindre, une pellicule qu'il faut impressionner, une identité qu'il faut inventer.

Notre identité est enfermée dans la pierre du quotidien

La création est un commencement et se nourrit de son propre projet, elle n'est pas un banal moyen d'expression. La matière, comme le quotidien, résiste. Il faut apprivoiser sa folie, prévoir la forme suivante, précéder les mots, buter sans cesse sur des difficultés, trouver, sans cesse trouver un moyen de transcender les oppositions, les paradoxes, les dilemmes, les excès de cette matière même, à travers l'inspiration. Dans la règle de l'art, il n'y a pas de règle. C'est ce qui est et ce qui n'est pas en même temps. Il y a une règle et il n'y a pas de règle, elle s'invente au fur et à mesure que l'art se frotte à la matière dans un souffle et en actes. La création consiste justement à inventer des règles et à s'y tenir le temps du jaillissement de l'intention, quand on a ouvert un espace en soi, quand on se laisse dépasser par quelque chose de plus grand que soi.

Contre la tentation du nihilisme, une envie de dépassement

À chaque époque où le mensonge et la crédulité se généralisent pour organiser la société, le nihilisme refait surface. La

© Groupe Eyrolles

prédation et l'intimidation sont monnaie courante dans les rapports interpersonnels, le contrat social est en pleine régression parce que devenu inaudible et inintelligible. La vérité qu'on nous propose est construite sur le spectacle inversé des ruines de sa propre dégénérescence. Un patchwork de bon sens et de faux proverbes définissant le conditionnement de tous, renforcé par un système incantatoire et sectaire.

Créer une réalité originale au sens fort du terme permet de dépasser ce système de frustrations. Toute langue artistique porte en soi une philosophie de la vie, qui n'est visible qu'à ceux qui dépassent la logique utilitariste qui fonde le mensonge organisé. C'est dans le chaos de l'ego que l'artiste va chercher la dimension verticale, un retour au sens de l'humanité et de son avenir. Une attente non déçue pour retrouver sa finitude hors de l'absurde, un achèvement de soi digne de ce nom.

Quand le monde n'a plus de sens, c'est que nous échouons dans notre tâche fondamentale : détruire le mensonge et créer les fragments d'une nouvelle réalité. Autant d'égotopies qui deviennent un archipel d'espoirs, une constellation de désirs de constructions.

Nos contemporains sont des colonisateurs de la durée, ils n'ont que faire de l'instant ou de l'éternité. Ces deux territoires appartiennent à l'égotopie, l'instant pour créer à partir de soi, l'éternité pour atteindre l'universel.

Nos contemporains ne font que reproduire un ordre ancien, au nom de valeurs héroïques sacrificielles. Ils ruminent inlassablement des rites mortifères en les habillant des signes de l'actualité ou d'un futur de pacotille. Ceux qui veulent obéir trouvent toujours un maître, ceux qui veulent créer entrent debout dans la vraie vie.

© Groupe Eyrolles

Le dégoût est devenu un mode de contrôle social, dégoûter les autres de tout pour les assujettir, les soumettre à l'ordre ancien par l'aveu, la confession et le *mea culpa* généralisé pour faire croître le désert, celui des victimes, des pauvres, des arriérés, des impuissants, des malades et des inassouvis.

Un écœurement, une aversion de soi.

Ne plus rien ingérer, ne plus rien comprendre, ne plus rien aimer, une existence réduite à des répugnances, des grimaces, des gestes et des frissons, ceux de certains animateurs qu'on voit gesticuler à la télévision, ces tontons flingueurs au petit pied. S'extraire du dégoût est une vertu qui vous porte sans cesse pour ne pas désespérer de l'humanité en vous.

L'avènement de la société de dépassement

La société « moderne » est morte, l'homme moderne doit se redéfinir dans le dépassement :

* Il se croyait à l'abri, il est exposé.
* Il se croyait pardonné, il est responsable, « self-responsible ».
* Il croyait avoir une place, il est en mouvement permanent, en marche entre le connu et l'inconnu.
* Il croyait avoir une histoire, elle en réécriture permanente.
* Il croyait pouvoir laisser le temps au temps, il est dans l'urgence.
* Il croyait avoir des symboles, il n'a plus qu'un spectacle.
* Il croyait à l'Égalité, il est en compétition permanente.
* Il croyait pouvoir compter sur les autres, il est seul, « self-reliant ».

La condition humaine est plus que jamais précaire. La quête de nouveaux lieux où se situer est vouée à l'échec, les idéologies ont fait faillite, les systèmes ont implosé et la *doxa* s'est imposée

© Groupe Eyrolles

en pensée unique. Les idéologies et les systèmes philosophiques nous ont laissé en héritage l'insoluble, les limites du langage, l'infini de l'autre, le gouffre du néant, la fusion de l'être et du temps.

La créativité nous permet de retrouver de l'unique, de l'un, de la singularité, dans un hors-lieu, une société de dépassement, qui encourage les œuvres de ceux qui acceptent de « mourir et devenir », selon le mot de Goethe.

La transmutation des valeurs tant de fois annoncée n'aura pas lieu sur le mode collectif.

L'art n'avoue rien, il invente

Le système social, en perdant son sens, a désorienté tous ses sujets. La promesse de la marchandise n'a pas été tenue, elle devait servir de tenant lieu, d'objet du désir universel à toutes les névroses, en adoptant une dimension de fétiche, elle est entrée dans un cycle de perversions en détournant les individus de leurs buts.

L'homme de la société de dépassement est un créateur de valeurs, celles qui permettent de libérer son regard de la terreur marchande, libérer son corps d'actes qu'il croit volontaires alors qu'ils ne sont que compulsions programmées, libérer son esprit de la laideur de la lassitude et de l'engourdissement.

La marchandise, pour redevenir légitime, tente de s'inscrire dans une démarche personnelle et personnaliste en tentant de capter des expériences de vie, de se substituer à l'expérience même de la vie.

Dans le développement personnel, il n'y a aucune visée personnelle, juste une conformation, un réajustement de ses

© Groupe Eyrolles

aspirations à un environnement normatif. En revanche, dans le projet créatif, dans l'élection de soi, il s'agit bien de retrouver le sens de sa propre vie, de la considérer non plus comme une somme de dettes éternelles et une série d'aveux mais au dire de Nietzsche, comme un objet à façonner, une œuvre d'art à élaborer, à créer de toutes pièces.

La tension intérieure qui préside à toute création, pour peu qu'on s'y mette vraiment, caractérise l'accès à la compréhension de l'existence même. La création ne nous fait pas quitter ce monde ou ce temps. Elle est de ce monde, elle permet simplement de comprendre précisément, à la lettre, ce qu'est l'être. Sortir de la finitude de la pensée pour entrer dans la vérité de l'être. Nous ne sommes pas tous des artistes ou des créateurs au sens strict du terme. Pour eux, ce processus est familier, ils ne le formulent pas forcément de cette manière, mais ils reconnaissent le chemin. Pour les autres, chaque fois que nous essayons de nous extraire de la contingence, à travers des actes de création si infimes soient-ils, nous nous approchons de cette compréhension. Quand Nietzsche parle de la transformation de la vie en œuvre d'art, il désigne ce moment où, après des années et des années de conditionnement, de formatage intensif, une sourde envie de respiration valorise la création en tant qu'activité sociale utile, comme un mode d'arrachement au monde tel qu'il est défini et quadrillé en données-ressources.

Si l'art s'est exilé dans les objets, il doit renouer avec la vie dans une esthétique de l'existence individuelle. Chacun, en œuvrant à la beauté de sa propre vie, doit résister à tous les pouvoirs qui veulent en extirper l'aveu. L'art n'avoue rien, il n'a pas d'intime, il n'a pas de secret, de vérité à révéler, il n'a rien à confesser contrairement aux publications à succès contemporaines. Il invente.

© Groupe Eyrolles

L'existence de personnes libres et créatrices

Si le formatage a pour projet le meilleur des mondes, exprimé dans le besoin de posséder et de soumettre, la création est une liberté que l'on prend avec soi. Elle a souvent été associée à de la mélancolie, un mode de production « en soi », à l'intérieur de soi, un parmi d'autres. L'esthétique de la mélancolie renvoie à la reformulation infinie de simples questions. Elle brûle les corps de sa langueur, les enveloppe de son pessimisme suicidaire, au cœur du dégoût de soi. Puis elle devient tristesse, un attendrissement voluptueux, une douce vague qui vous conduit à la lisière de l'émerveillement, aux limites du possible, dans l'entretien infini avec l'existence humaine.

L'étincelle de la compréhension surgit quand le corps est disponible, quand il se fait réceptacle de l'expérience, en échappant à sa condition de machine désirante à jamais inassouvie. Une myriade de choses invisibles aux autres apparaît, une exacerbation de la vie à travers la création, une « danse dans les chaînes » pour devenir le poète de sa propre vie et faire croître le monde en le saisissant.

En cassant les idoles de la banalité, les créateurs semblent entrer de plain-pied dans la démesure. Le monde croît avec eux, ils dépassent l'entendement commun en s'extrayant de l'éphémère, ils caressent l'essence éternelle en exacerbant leurs facultés symboliques.

Ils désirent aller toujours plus loin dans leur inspiration en suivant les courbes de la vie, sans se satisfaire des voies toutes tracées, balisées, sillonnées par ceux qui organisent la société, le bâillon de l'outrage et de l'illusion à la main.

En eux a lieu ce vieux combat, entre Apollon et Dionysos (né deux fois ?), entre celui qui délimite le contour des êtres et

© Groupe Eyrolles

celui qui les confond, celui qui embellit et celui qui réconcilie, celui qui rêve et celui qui s'enthousiasme, celui qui contemple et celui qui s'identifie.

Selon les Grecs anciens, il faut éviter l'*hybris* (orgueil, démesure), la faute fondamentale qui fait passer à côté du sublime. En pensant échapper à leur destin, certains semblent réclamer une part plus importante que ce que la vie peut leur accorder, sortir de leur juste mesure au mépris des autres pour devenir l'Un-primordial. En général, ce genre de personnage rencontre toujours quelqu'un sur son chemin, qui le conduira à sa destruction. Il rencontre alors sa Némésis, qui le remet à sa place. Il faut « apprendre à tourner ses yeux en dedans » pour devenir tout à la fois « sujet et objet, poète, acteur et spectateur », dit Nietzsche. Toute création bénéficie d'une double naissance, une fois dans l'esprit du créateur, une seconde fois dans l'épanchement des sens du spectateur. Elle tente d'embrasser toutes les erreurs et toutes les faces de l'apparence et de l'être pour mieux les dissoudre, en mêlant savoir et croyance, comme dans le rêve fraternel d'un homme ivre. Une dissonance incarnée, une délivrance, une justification de l'existence, une maîtrise de soi, une volonté permanente de créer dans la joie, tel est l'inventaire de l'élection de soi.

L'un de la création, la force et la fécondité

La dynamique de la création est de mettre en relation toute chose, la placer au centre de connexions complexes, la faire appartenir à l'Un, cette réalité ultime que l'on tente vainement d'atteindre. L'œuvre va bouger, changer, évoluer, entrer en relation avec d'autres œuvres, d'autres regards, d'autres ondes, d'autres vagues, des flux et des reflux qui lient l'espace et le temps. L'œuvre se transforme et nous transforme dans un

© Groupe Eyrolles

même mouvement à l'unisson de ce monde qui résonne en nous. Ce caillou jeté dans l'eau est lui-même déjà agité de tous les remous, ce cerf-volant volait déjà dans le dessin du papier qui a servi à le fabriquer. Au cœur de la matérialité même, le mouvement est déjà inscrit.

De même, pour nous qui tentons de comprendre le monde dans lequel nous vivons, si nous nous attachons à la matérialité, nous nous figeons dans des rapports de force autant stériles que statiques, mais, si nous comprenons qu'en nous déjà existe ce dynamisme d'unification, alors les obstacles s'effacent. Qu'est-ce que le don, sinon la négation de l'immobilisme ? Qu'est-ce que la création, sinon l'accélération des dynamismes, l'excès de force et de fécondité ?

Contre le formatage conformiste, la création est une envie d'entreprendre autre chose, selon d'autres modèles, dans une société paradoxale, une volonté d'avoir accès au bien-être intérieur et de redonner leur place à toutes les créations culturelles, économiques, sociales ou artistiques.

© Groupe Eyrolles

Annexe

Ce document est téléchargeable depuis le site de la Société française de coaching.

Dans le code de déontologie du coaching, les points soulignés en gras sont ceux qui prêtent à confusion, manipulation ou double langage et qui ont servi de points d'appui à l'analyse de ce fait de société.
Il n'y a pas de diplôme officiel de coaching.

Déontologie

Ce code est établi par la Société française de coaching exclusivement pour la pratique du coaching professionnel. Il est opposable à tout membre de la Société française de coaching. Il vise à formuler des points de repère déontologiques, compte tenu des spécificités du coaching en tant que processus d'accompagnement d'une personne dans sa vie professionnelle.

Ce code de déontologie est donc l'expression d'une réflexion éthique ; il s'agit de principes généraux. Leur application pratique requiert une capacité de discernement.

© Groupe Eyrolles

1 – Devoirs du coach

Art. 1-1 – Exercice du coaching
Le coach **s'autorise** en conscience à exercer cette fonction à partir de sa formation, de son expérience et de sa **supervision** initiale.

Art. 1-2 – Confidentialité
Le coach s'astreint au **secret professionnel**.

Art. 1-3 – Supervision établie
L'exercice professionnel du coaching nécessite une supervision. Les **membres accrédités** de la Société française de coaching sont tenus de disposer d'un lieu de supervision, et d'y recourir chaque fois que la situation l'exige.

Art. 1-4 – Respect des personnes
Conscient de sa position, le coach s'interdit d'exercer **tout abus d'influence**.

Art. 1-5 – Obligation de moyens
Le coach prend tous les moyens propres à permettre, dans le cadre de la demande du client, le développement professionnel et personnel du coaché, y compris en ayant recours, si besoin est, à un confrère.

Art. 1-6 – Refus de prise en charge
Le coach peut refuser une prise en charge de coaching pour des raisons propres à l'organisation, au demandeur ou à lui-même. Il indique dans ce cas un de ses confrères.

2 – Devoirs du coach vis-à-vis du coaché

Art. 2-1 – Lieu du coaching
Le coach se doit d'être attentif à la signification et aux effets du lieu de la séance de coaching.

Art. 2-2 – Responsabilité des décisions
Le coaching est une technique de développement professionnel et personnel.

© Groupe Eyrolles

Le coach laisse de ce fait toute la responsabilité de ses décisions au coaché.

Art. 2-3 – Demande formulée
Toute demande de coaching, lorsqu'il y a prise en charge par une organisation, répond à deux niveaux de demande : **l'une formulée par l'entreprise** et l'autre par l'intéressé lui-même. Le coach valide la demande du coaché.

Art. 2-4 – Protection de la personne
Le coach adapte son intervention dans le respect des étapes de développement du coaché.

3 – Devoirs du coach vis-à-vis de l'organisation

Art. 3-1 – Protection des organisations
Le coach est attentif au métier, aux usages, à la culture, au contexte et aux **contraintes de l'organisation** pour laquelle il travaille.

Art. 3-2 – Restitution au donneur d'ordre
Le coach ne peut **rendre compte** de son action au donneur d'ordre que dans les limites établies avec le coaché.

Art. 3-3 – Équilibre de l'ensemble du système
Le coaching s'exerce dans la synthèse des intérêts du coaché et de son organisation.

4 – Devoirs du coach vis-à-vis de ses confrères

Art. 4-1-1 – Les membres postulants peuvent, dans toute communication professionnelle les concernant, faire état de leur « engagement écrit à respecter la déontologie de la Société française de coaching ».

Art. 4-1-2 – Selon l'accréditation qu'ils ont reçue, les autres membres ont le droit d'utiliser les appellations déposées

© Groupe Eyrolles

ci-dessous dans toute communication professionnelle les concernant :

– pour les membres titulaires : « membre Titulaire de la SFCoach » (logo déposé)
– pour les membres associés : « membre Associé de la SFCoach » (logo déposé).

Art. 4-1-3 – Les droits ci-dessus sont conditionnés au versement effectif par le membre concerné de sa cotisation annuelle appelée.

Art. 4-2 – Obligation de réserve
Le coach se tient dans une attitude de réserve vis-à-vis de ses confrères.

5 – Recours

Art. 5-1 – Recours auprès de la SFCoach®
Toute organisation ou personne peut recourir volontairement auprès de la Société française de coaching en cas de manquement aux règles professionnelles élémentaires inscrites dans ce code ou de conflit avec un coach de la SFCoach®.

© Groupe Eyrolles

Index

© Groupe Eyrolles

© Groupe Eyrolles

Table des matières

© Groupe Eyrolles

© Groupe Eyrolles

Deuxième Partie

Le coaching ou le réalisme capitaliste : je suis une marchandise et j'aime ça

Le développement personnel et les dérives du formatage

« Self-packaging » :
le costume social du conformisme
pour s'adapter à la demande

© Groupe Eyrolles

Troisième Partie

Les médias coach :
de la télé-réalité au télé-coaching

L'ère du self-image marketing

Les médias : la fabrique des identités
colonisée par le coaching

© Groupe Eyrolles

© Groupe Eyrolles

Quatrième Partie
**Pour échapper à l'emprise des artisans
du conformisme : l'égotopie, l'élection de Soi**

*« Self-invention » : Ma personnalité créative
pour m'exprimer et m'inventer
Bienvenue en Égotopie*

© Groupe Eyrolles

© Groupe Eyrolles

www.ingramcontent.com/pod-product-compliance
Lightning Source LLC
Chambersburg PA
CBHW062223270326
41930CB00009B/1845